TRATADO DE TRAUMATOLOGÍA BÁSICA

TRATADO DE TRAUMATOLOGÍA BÁSICA

Christian León, Christian Oswaldo Segura, Andrei Lara, Patricia Quishpe
Evelyn Sotomayor, Gabriela Urquizo, María Fernanda Córdova, José Martínez
María Doménica Cedeño, Cristhian Ramiro Vergara, Karla Enriquez
Larry Torres, Katerine Diaz, Evelyn Vera, Johanna López
Andrea Villegas, Sebastián Vásquez

IMPORTANTE

La información aquí presentada no pretende sustituir el consejo profesional en situaciones de crisis o emergencia.

Para el diagnóstico y manejo de alguna condición particular es recomendable consultar un profesional acreditado.

Cada uno de los artículos aquí recopilados son de exclusiva responsabilidad de sus autores.

DOI 10.47052/978.956.6090.14.4

2020 Publicar Editorial Médica
Diseño de Portada: Julio Álvarez
ISBN: 9789566090151
Impreso en Ecuador - Printed in Ecuador

ÍNDICE DE AUTORES

EDITORES

Christian Ricardo León Guerrero

Especialista en Traumatología y Ortopedia por la   Universidad Central del Ecuador
Alta Especialidad de Cirugía Articular por la Universidad Nacional Autónoma de Mexico (UNAM)
Residente de Alta Especialidad de Cirugía Articular del Instituto Nacional de Rehabilitación Luis Guillermo Ibarra Ibarra
Luxación Acromioclavicular

Christian Oswaldo Segura Sangucho

Título de Médico por la Universidad Central del Ecuador
Especialista en Traumatología y Ortopedia por la universidad Central del Ecuador
Director Médico de Centro de Especialidades MEDISEG
Fractura De Metacarpianos

Andrei Mijail Lara Paredes

Título de Médico Cirujano por la Universidad Tecnológica Equinoccial (UTE)
Especialista en Traumatología y Ortopedia por la Universidad Central del Ecuador
Médico Especialista de Traumatología y Ortopedia del Hospital Provincial General de Latacunga
Luxación del Codo

AUTORES

Irma Patricia Quishpe Quishpe

Título de Médica Cirujana por la Universidad Central del Ecuador
Posgradista de Tercer Año de Traumatología y Ortopedia de la Universidad Central del Ecuador
Mayor de Sanidad del Ejército Ecuatoriano
Fractura De Clavícula

Evelyn Ella Sotomayor Akopyan
Título de Médica Cirujana por la Universidad Tecnológica Equinoccial (UTE)
Médica Residente de Emergencias del Hospital General Pablo Arturo Suárez
Luxación Glenohumeral

Gabriela José Urquizo Becerra
Título de Médica por la Universidad Central del Ecuador
Magister en Salud y Seguridad Ocupacional por la Universidad Particular Internacional SEK (UISEK)
Médica Ocupacional del Hospital General Docente de Calderón
Fracturas del Húmero

María Fernanda Córdova Romoleroux
Título de Médica por la Universidad Católica de Cuenca
Capitán de Sanidad del Ejército Ecuatoriano
Síndrome del Manguito Rotador

José Andrés Martínez Gutierrez
Título de Médico por la Universidad Central del Ecuador
Médico Residente del Hospital Privado San Andres
Fracturas de Radio y Cúbito

María Doménica Cedeño Intriago
Título de Médica por la Universidad Central del Ecuador
Médica del Centro de Salud "20 de Mayo" del MSP
Fracturas de Radio Distal

Cristhian Ramiro Vergara Macías
Título de Médico por la Universidad Técnica de Manabí
Médico en Libre Ejercicio de la Profesión
Mano Traumática

Karla Christina Enriquez Lozada
Titulo de Médica Cirujana por la Universidad De Las Américas (UDLA)
Oficial Médico de Celebrity Cruises
Dedo en Gatillo

Larry Miguel Torres Criollo
Especialista en Neurocirugía
Docente de la Universidad Católica de Cuenca
Síndrome del Tunel del Carpo

Katerine Cecivel Diaz Peña
Título de Médica General por la Universidad Nacional de Loja
Médica Residente de Emergencias del Hospital General Pablo Arturo Suárez
Tenosinovitis de Quervain

Evelyn Andrea Vera Cevallos
Título de Medica Cirujana por la Universidad Regional Autónoma de los Andes (UNIANDES)
Médica en Libre Ejercicio de la Profesión
Artritis Séptica

Johanna Alejandra López Valarezo
Título de Médica por la Universidad Central del Ecuador
Médica del Hospital Básico San Andrés
Osteomielitis

Andrea Patricia Villegas Polanco
Titulo de Médica Cirujana por la Universidad De Las Américas (UDLA)
Médica Residente de Emergencias del Hospital General Pablo Arturo Suárez
Síndrome Compartimental

Sebastián Patricio Vásquez Barzallo
Título de Médico Cirujano por la Universidad De Las Américas (UDLA)
Médico Residente de Emergencias del Hospital General Pablo Arturo Suárez
Terapia del Dolor

ÍNDICE

1.*Christian Ricardo León Guerrero* 13
Luxación Acromioclavicular

2.*Christian Oswaldo Segura Sangucho* 21
Fractura De Metacarpianos

3.*Andrei Mijail Lara Paredes* 37
Luxación del Codo

4.*Irma Patricia Quishpe Quishpe* 45
Fractura De Clavícula

5.*Evelyn Ella Sotomayor Akopyan* 67
Luxación Glenohumeral

6.*Gabriela José Urquizo Becerra* 81
Fracturas del Húmero

7.*María Fernanda Córdova Romoleroux* 101
Síndrome del Manguito Rotador

8.*José Andrés Martínez Gutierrez* 117
Fracturas de Radio y Cúbito

9.*María Doménica Cedeño Intriago* 139
Fracturas de Radio Distal

10.*Cristhian Ramiro Vergara Macías* 159
Mano Traumática

11.*Karla Christina Enriquez Lozada* 175
Dedo en Gatillo

12.*Larry Miguel Torres Criollo* 187
Sindrome del Tunel del Carpo

13.*Katerine Cecivel Diaz Peña* 201
Tenosinovitis de Quervain

14.*Evelyn Andrea Vera Cevallos* 221
Artritis Séptica

15.*Johanna Alejandra López Valarezo*   233
   Osteomielitis

16.*Andrea Patricia Villegas Polanco*   243
   Síndrome Compartimental

17.*Sebastián Patricio Vásquez Barzallo*   255
   Terapia del Dolor

CAPÍTULO 1

Christian Ricardo León Guerrero

Luxación Acromioclavicular

Introducción

La lesión de la articulación acromioclavicular es común entre atletas y pacientes jóvenes. La luxación acromioclavicular representa el 40% de todas las patologías que afectan el hombro. Las lesiones leves no están ligadas a secuelas significantes, pero las lesiones graves producen pérdida de fuerza y limitación funcional en la extremidad afectada. Las luxaciones acromioclaviculares pueden asociarse a fracturas en la clavícula, síndromes de pinzamiento, y menos común lesiones neurovasculares.

Etiología

La articulación acromioclavicular es una articulación diartrodia, formada por el extremo distal de la clavícula y la proyección anterior del acromion de la escápula. Esta articulación se estabiliza por los ligamentos acromioclaviculares, los cuales se proyectan de manera horizontal a través de la articulación, además los ligamentos coracoclaviculares, que son el ligamento trapezoide y el ligamento conoide, los cuales aportan estabilidad vertical, estos últimos se lesionan si la lesión es grave. Las lesiones leves no se asocian a mayores morbilidades, sin embargo las lesiones graves comprometen la funcionalidad del hombro afectado, suelen estar asociadas a fracturas de clavícula, síndromes de pinzamiento y raramente a lesiones neurovasculares. (Gowd et al., 2019)

Epidemiología

La luxacion acromioclavicular se produce frecuentemente después de accidentes de tránsito y actividades deportivas. Representan el 40% de lesiones del hombro y cerca del 10% se producen en deportes de contacto como fútbol, lacrosse y hockey sobre hielo. (Ruiz Ibán et al., 2019; Sirin et al., 2018)

Fisiopatología

El mecanismo de lesión mas común es el trauma directo sobre la región lateral del hombro o sobre el acromion con en miembro superior en aducción. Otro mecanismo es la caída con el codo y la muñeca extendido.

Evaluación Clinica

Los pacientes acuden con dolor en el hombro, usualmente en la región anterior y superior, y describirá el mecanismo sugestivo de la lesión. El paciente puede describir que el dolor migra hacia el cuello y empeora con el movimiento y si intenta reposar sobre el hombro afectado.

Clínicamente se evidencia edema, dolor y deformidad sobre la articulación acromioclavicular dependiendo el grado de lesión. El paciente tendrá limitación a la movilidad activa y pasiva, a su vez cuando el explorador realice maniobras de movilidad pasiva el dolor aumentará. Es importante valorar la clavícula en toda su extensión incluyendo la articulación esternoclavicular, como también la valoración neurovascular en la extremidad afectada.

Radiología

La proyección anteroposterior estándar es indispensable para realizar el diagnóstico de una lesión en la articulación acromioclavicular y evaluar otras causas de hombro doloroso traumático. Las lesiones de la articulación acromioclavicular no siempre son evidentes en las proyecciones habituales, por lo que se pueden solicitar proyecciones adicionales como la vista de zanca, proyección anteroposterior con inclinación craneal de 10 a 15 grados, como también proyección anteroposterior del hombro contralateral y realizar una evaluación comparativa. Las proyecciones con carga evalúan el grado de desplazamiento cuando el diagnóstico no es claro.

Clasificación

La clasificación utilizada para las lesiones en la articulación acromioclavicular es la de Rockwood, tabla 1. (Granville-Chapman et al., 2018)

Tipo	Ligamentos AC	Ligamentos CC	Fascia Deltotrapezoidal	Distancia CC
I	Distendidos	Intacto	Intacta	Normal
II	Ruptura	Distendidos	Intacta	<25%
III	Ruptura	Ruptura	Intacta	25-100%
IV	Ruptura	Ruptura	Ruptura	Incrementada
V	Ruptura	Ruptura	Ruptura	100-300%
VI	Ruptura	Ruptura	Ruptura	Disminuida

Tabla 1. Clasificación de Rockwood. AC acromioclavicular. CC Coracoclavicular.

Tratamiento

Las lesiones de la articulación acromioclavicular son tratadas según la clasificación de Rockwood. Las lesiones tipo I y II son consideradas como un esguince, radiográficamente la clavícula no supera el borde superior del acromion, ameritan de manejo conservador como el uso de cabestrillo, analgesia, hielo y posteriormente terapia física. Las lesiones tipo III comprometen los ligamentos acromioclaviculares y coracoclaviculares resultando en una elevación de la clavícula sobre el acromión pero una distancia coracoclavicular menor de 25mm en comparación a la radiografía contralteral, las lesiones tipo III pueden ser manejadas como las lesiones tipo I y II, sin embargo si el desplazamiento coracoclavicular es mayor a 20 mm; es un paciente activo, atleta de élite, inconveniencia estética o no mejora con el manejo conservador, puede estar indicado el tratamiento quirúrgico. Las lesiones tipo IV presentan un desplazamiento posterior a través del trapezio por lo que su indicación es quirúrgica. Las lesiones tipo V además de lesionar los ligamentos acromioclaviculares y coracoclaviculares presentan compromiso de la fascia deltotrapezoidal, por lo cual la distancia coracoclavicular es mayor a 25mm. Las lesiones tipo VI son raras, presentan un desplazamiento inferolateral de la clavícula pudiendo ser subacromial o subcoracoideo por detrás del tendón del coracobraquial o bíceps y ameritan manejo quirúrgico. (Gowd et al., 2019; Hashiguchi et al., 2018; Sirin et al., 2018)

Pronóstico

El pronóstico de la luxación acromioclavicular generalmente es bueno. En las lesiones que ameritaron manejo conservador, los pacientes empiezan a recuperar su movilidad a las 6 semanas y retornan sus actividades normales a las 12 semanas. Las lesiones que ameritan manejo quirúrgico tienen un periodo de recuperación mas prolongado ya que incluye 6 semanas de inmovilización y un periodo de retorno progresivo a sus actividades que puede alcanzar los 6 meses. (López-Alameda et al., 2018; Stein et al., 2018)

Complicaciones

La complicación más común en las lesiones de la articulación acromioclavicular es el dolor residual del 30% a 50% de los individuos. La osteoartritis de la articulación acromioclavicular es otra complicación y es más común con el manejo quirúrgico. (Müller et al., 2018)

Perlas y Recomendaciones
- La ubicación de la articulación acromioclavicular la hace vulnerable a traumas directos en la región superior o lateral del hombro.
- En lesiones aisladas, el paciente presenta dolor y edema sobre la articulación acompañado o no de deformidad dependiendo el grado de la lesión.
- Todos los pacientes con sospecha de lesión de la articulación acromioclavicular ameritan evaluación radiológica del hombro lesionado, en caso de duda complementar con radiografías contralaterales.
- Las lesiones tipo I y II ocurren con una frecuencia del doble en comparación a lesiones tipo III a VI.
- El manejo conservador incluye reposo, uso de inmovilización, hielo, AINES y terapia física.

1.Gowd, A. K., Liu, J. N., Cabarcas, B. C., Cvetanovich, G. L., Garcia, G. H., Manderle, B. J., & Verma, N. N. (2019). Current Concepts in the Operative Management of Acromioclavicular Dislocations: A Systematic Review and Meta-analysis of Operative Techniques. American Journal of Sports Medicine, 47(11), 2745–2758. https://doi.org/10.1177/0363546518795147

2.Granville-Chapman, J., Torrance, E., Rashid, A., & Funk, L. (2018). The Rockwood classification in acute acromioclavicular joint injury does not correlate with symptoms. Journal of Orthopaedic Surgery, 26(2), 1–5. https://doi.org/ 10.1177/2309499018777886

3.Hashiguchi, H., Iwashita, S., Abe, K., Sonoki, K., Yoneda, M., & Takai, S. (2018). Arthroscopic coracoclavicular ligament reconstruction for acromioclavicular joint dislocation. Journal of Nippon Medical School, 85(3), 166–171. https://doi.org/10.1272/jnms.JNMS.2018_85-24

4.López-Alameda, S., Fernández-Santás, T., García-Villanueva, A., Varillas-Delgado, D., & Garcia de Lucas, F. (2018). Results of surgical treatment of acromioclavicular dislocations type III using modified Weaver Dunn technique. Revista Española de Cirugía Ortopédica y Traumatología (English Edition), 62(2), 93–99. https://doi.org/10.1016/j.recote.2018.02.003

5.Müller, D., Reinig, Y., Hoffmann, R., Blank, M., Welsch, F., Schweigkofler, U., & Stein, T. (2018). Return to sport after acute acromioclavicular stabilization: a randomized control of double-suture-button system versus clavicular hook plate compared to uninjured shoulder sport athletes. Knee Surgery, Sports Traumatology, Arthroscopy, 26(12), 3832–3847. https://doi.org/10.1007/ s00167-018-5044-x

6.Ruiz Ibán, M. A., Sarasquete, J., Gil de Rozas, M., Costa, P., Tovío, J. D., Carpinteiro, E., Hachem, A. I., Perez España, M., Asenjo Gismero, C., Diaz Heredia, J., & García Navlet, M. (2019). Low prevalence of relevant associated articular lesions in patients with acute III–VI acromioclavicular joint injuries. Knee Surgery, Sports Traumatology, Arthroscopy, 27(12), 3741–3746. https:// doi.org/10.1007/s00167-018-5089-x

7.Sirin, E., Aydin, N., & Topkar, O. M. (2018). Acromioclavicular joint injuries: Diagnosis, classification and ligamentoplasty procedures. EFORT Open Reviews, 3(7), 426–433. https://doi.org/10.1302/2058-5241.3.170027

8.Stein, T., Müller, D., Blank, M., Reinig, Y., Saier, T., Hoffmann, R., Welsch, F., & Schweigkofler, U. (2018). Stabilization of Acute High-Grade Acromioclavicular Joint Separation: A Prospective Assessment of the Clavicular Hook Plate Versus the Double Double-Button Suture Procedure. American Journal of Sports Medicine, 46(11), 2725–2734. https://doi.org/10.1177/0363546518788355

CAPÍTULO 2

Christian Oswaldo Segura Sangucho
Fractura De Metacarpianos

Introducción

Las fracturas de los metacarpianos comprenden del 18 al 44% de las fracturas de la mano. Las fracturas del segundo al quinto metacarpiano corresponden a 88% del total de las fracturas de metacarpianos y las fracturas del quinto metacarpiano son las más comunes. Las fracturas del cuello del quinto metacarpiano son causadas por trauma axial u oblicuo directo y están asociadas a peleas y consumo de alcohol. Estas fracturas corresponden al 20% de las fracturas de la mano. Las fracturas de los metacarpianos tienden a tener una angulación dorsal debido a las fuerzas ejercidas por los flexores intrínsecos y extrínsecos en el fragmento distal. (Ben-Amotz O, 2015 Sep 8)

Se ha propuesto que el ligamento intermetacarpiano profundo estabiliza los metacarpianos y evita acortamientos de más de 3-4 mm en el tercer y cuarto metacarpianos. Cada acortamiento de 2 mm resultará en 7 grados de déficit de extensión. Debido a que las articulaciones metacarpo falángicas están hiperextendidas naturalmente 20 grados, un acortamiento de hasta 6 mm es tolerable. Eglseder detectó que las fracturas de cuarto metacarpiano podrían tener un acortamiento esperado de hasta 3.1 mm y que los pacientes con acortamientos de hasta 6.9 mm no tenían limitaciones funcionales. La radiografía valora mejor el acortamiento y la angulación. Por lo regular se solicitan radiografías AP, lateral y oblicua de la mano, aunque de Góes descubrió en un estudio clínico y cadavérico que una radiografía oblicua con 30 grados de supinación mostraba mejor la angulación real del metacarpiano. (Blomberg, 2020)

Los objetivos de tratamiento de las fracturas de los metacarpianos incluyen: reducción anatómica, obtención de adecuada estabilidad y permitir arcos de pronto movimiento. Sin embargo, se ha demostrado que las fracturas de la diáfisis y del cuello de los metacarpianos no siempre requieren reducción anatómica ni fijación rígida. La mayoría de las fracturas de quinto metacarpiano han obtenido buenos resultados con tratamiento conservador, ya que tienen buena tolerancia al acortamiento y a la angulación en la diáfisis y en el cuello. La deformidad no tolerada es la rotación, ya que se exacerba en flexión y lleva a tijereteo de los dedos, lo que limita la prensión. Se ha reportado tratamiento conservador con angulaciones de 30 a 70 grados del cuello del quinto metacarpiano. (Buchler U, 2019)

Se reportan buenos resultados con inmovilización rígida o suave (buddy taping), incluso sin inmovilización. No se ha evidenciado ninguna correlación entre la angulación inicial, la angulación residual hasta 45 grados y los resultados funcionales de los pacientes. En una revisión sistemática de la Asociación Americana de la Cirugía de la Mano se tomaron como indicaciones quirúrgicas para fracturas de metacarpianos: acortamiento de > 6 mm, angulación residual de > 30 a 40o del cuello de los dedos anular o meñique, rotación, fracturas segmentarias, fracturas inestables y fracturas intraarticulares de la cabeza del metacarpiano con un escalón articular de > 1 mm o > 25% de la superficie articular. Las opciones para tratamiento quirúrgico de fracturas de metacarpianos son: enclavamiento percutáneo con clavos Kirschner, enclavamiento centromedular anterógrado con clavos Kirschner, enclavamiento centromedular retrógrado con clavos Kirschner y reducción abierta y fijación interna con tornillos y/o placas. Recientemente se han descrito técnicas de fijación centromedular con tornillos sin cabeza en fracturas de cuello y diáfisis de metacarpianos con buenos resultados hasta el momento. (Manuel Fernández Vázquez J, 2019) (Melamed E, 2017 Mar 1)

Historia
Las fracturas de los metacarpianos comprenden del 18 al 44% de las fracturas de la mano. Las fracturas del segundo al quinto metacarpiano corresponden a 88% del total de las fracturas de metacarpianos y las fracturas del quinto metacarpiano son las más comunes. Las fracturas del cuello del quinto metacarpiano son causadas por trauma axial u oblicuo directo y están asociadas a peleas y consumo de alcohol. Estas fracturas corresponden al 20% de las fracturas de la mano. Las fracturas de los metacarpianos tienden a tener una angulación dorsal debido a las fuerzas ejercidas por los flexores intrínsecos y extrínsecos en el fragmento distal. Se ha propuesto que el ligamento intermetacarpiano profundo estabiliza los metacarpianos y evita acortamientos de más de 3-4 mm en el tercer y cuarto metacarpianos. Cada acortamiento de 2 mm resultará en 7 grados de déficit de extensión. (Melamed E, 2017 Mar 1) (Padegimas EM, 2018 May)

Debido a que las articulaciones metacarpo falángicas están hiperextendidas naturalmente 20 grados, un acortamiento de hasta 6 mm es tolerable. Eglseder detectó que las fracturas de cuarto metacarpiano podrían tener un acortamiento esperado de hasta 3.1 mm y que los pacientes con acortamientos de hasta 6.9 mm no tenían limitaciones funcionales. La radiografía valora mejor el acortamiento y la angulación. Por lo regular se solicitan radiografías AP, lateral y oblicua de la mano, aunque de Góes descubrió en un estudio clínico y cadavérico que una radiografía oblicua con 30 grados de supinación mostraba mejor la angulación real del metacarpiano. Los objetivos de tratamiento de las fracturas de los metacarpianos incluyen: reducción anatómica, obtención de adecuada estabilidad y permitir arcos de pronto movimiento. Sin embargo, se ha demostrado que las fracturas de la diáfisis y del cuello de los metacarpianos no siempre requieren reducción anatómica ni fijación rígida. (Manuel Fernández Vázquez J, 2019) (Blomberg, 2020)

La mayoría de las fracturas de quinto metacarpiano han obtenido buenos resultados con tratamiento conservador, ya que tienen buena tolerancia al acortamiento y a la angulación en la diáfisis y en el cuello. La deformidad no tolerada es la rotación, ya que se exacerba en flexión y lleva a tijereteo de los dedos, lo que limita la prensión. Se ha reportado tratamiento conservador con angulaciones de 30 a 70 grados del cuello del quinto metacarpiano. Se reportan buenos resultados con inmovilización rígida o suave (buddy taping), incluso sin inmovilización. No se ha evidenciado ninguna correlación entre la angulación inicial, la angulación residual hasta 45 grados y los resultados funcionales de los pacientes. En una revisión sistemática de la Asociación Americana de la Cirugía de la Mano se tomaron como indicaciones quirúrgicas para fracturas de metacarpianos: acortamiento de > 6 mm, angulación residual de > 30 a 40o del cuello de los dedos anular o meñique, rotación, fracturas segmentarias, fracturas inestables y fracturas intraarticulares de la cabeza del metacarpiano con un escalón articular de > 1 mm o > 25% de la superficie articular. Las opciones para tratamiento quirúrgico de fracturas de metacarpianos son: enclavamiento percutáneo con clavos Kirschner, enclavamiento centromedular anterógrado con clavos Kirschner, enclavamiento centromedular retrógrado con clavos Kirschner y reducción abierta y fijación interna con tornillos y/o placas. Recientemente se han descrito técnicas de fijación centromedular con tornillos sin cabeza en fracturas de cuello y diáfisis de metacarpianos con buenos resultados hasta el momento. (Manuel Fernández Vázquez J, 2019) (Ben-Amotz O, 2015 Sep 8)

Definición

Las fracturas de los metacarpianos tienden a tener una angulación dorsal debido a las fuerzas ejercidas por los flexores intrínsecos y extrínsecos en el fragmento distal. Se ha propuesto que el ligamento intermetacarpiano profundo estabiliza los metacarpianos y evita acortamientos de más de 3-4 mm en el tercer y cuarto metacarpianos. Cada acortamiento de 2 mm resultará en 7 grados de déficit de extensión. Debido a que las articulaciones metacarpo falángicas están hiperextendidas naturalmente 20 grados, un acortamiento de hasta 6 mm es tolerable. (Melamed E, 2017 Mar 1)

Etiología

Trauma directo, golpe directo a superficie dura o sólida, lesión rotacional con carga axial, lesiones de alta energía pueden provocar fracturas múltiples. Las heridas pueden indicar fracturas abiertas o lesiones concomitantes de tejidos blandos, laceración del tendón, lesión neurovascular, síndrome compartimental, lesiones cerradas con múltiples fracturas, lesiones por aplastamiento. (Buchler U, 2019)

Fisiopatología

Lesión rotacional con carga axial, lesiones de alta energía pueden provocar fracturas múltiples. Las fracturas de los metacarpianos comprenden de 18 a 44% de las fracturas de la mano. Las fracturas del segundo al quinto metacarpiano corresponden a 88% del total de las fracturas de metacarpianos y las fracturas del quinto metacarpiano son las más comunes. Las fracturas del cuello del quinto metacarpiano son causadas por trauma axial u oblicuo directo y están asociadas a peleas y consumo de alcohol. Estas fracturas corresponden a 20% de las fracturas de la mano. (Zong S le, 2017 Mar)

La incidencia de las fracturas metacarpianas representan el 40% de todas las lesiones en las manos, los hombres de 10 a 29 años tienen la mayor incidencia de lesiones metacarpianas, la literatura recalca que el cuello metacarpiano es el sitio más común de fractura y el quinto metacarpiano es el más comúnmente lesionado. (Esteban-Feliu I, 2019)

Diagnóstico

A la exploración física puede observarse pérdida de la forma del nudillo, rotación del dedo y una prominencia ósea más proximal en casos de angulación. La deformidad indica la ubicación por ejemplo la deformidad en la base metacarpiana puede indicar luxación carpo metacarpiana, el acortamiento se puede evaluar comparando la mano contralateral y la mal rotación se evalúa alineando la uña en flexión parcial y flexión completa si es posible, en comparación con el lado contralateral. (Melamed E, 2017 Mar 1)

Cuando existen lesiones asociadas, los individuos afectados por estas patologías suelen presentar limitaciones funcionales en las actividades de la vida diaria, afectando aún más a las personas cuya afectación es la mano dominante. Por lo regular se solicitan radiografías Anteroposterior, lateral y oblicua de la mano, aunque de Góes descubrió en un estudio clínico y cadavérico que una radiografía oblicua con 30 grados de supinación mostraba mejor la angulación real del metacarpiano. Además se describen proyección de Brewerton que nos permite una mejor vista para ver fracturas de la cabeza metacarpiana, proyección de Roberts nos permite una mejor vista para observar el pulgar, fractura carpo metacarpiana. (Melamed E, 2017 Mar 1) (Zong S le, 2017 Mar)

Tratamiento
Hasta finales del siglo XX las fracturas de los metacarpianos estaban todas dentro de las lesiones tratadas de manera incruenta, incluso en la época actual muchas aún se tratan de manera conservadora, debido a que estas fracturas son estables posterior a la reducción cerrada; sin embargo, existe una tendencia a decidir por una resolución quirúrgica, ya que existe una mejoría actual en los materiales de osteosíntesis, así como una mejor compresión de los principios biomecánicos, existen expectativas funcionales más exigentes por parte de los pacientes, mejoría en las técnicas de imagenología, de anestesia (bloqueos regionales) e incluso la rehabilitación, aparecieron especialistas en cirugía de mano y adicional las actualizaciones en el manejo de heridas. En general se considera el manejo quirúrgico con criterio, con la expectativa de que el resultado final va a ser mejor que el tratamiento no quirúrgico; así existen criterios establecidos y siempre se debe evitar la inmovilización prolongada por el riesgo de rigidez permanente. (Melamed E, 2017 Mar 1)

Fracturas de la cabeza de metacarpianos

En las fracturas de la cabeza de metacarpianos es esencial la evaluación radiográfica requiere 3 proyecciones la posteroanterior (PA), la lateral y oblicua; sin embargo, se puede requerir una tercera proyección debida que en la vista lateral es difícil valorar la superposición de las cabezas metacarpianas; es la proyección de Brewerton. Rutinariamente se puede optar por una tomografía computarizada para dilucidar bien el plano de fractura y la magnitud del compromiso articular. (Ben-Amotz O, 2015 Sep 8)

Medidas generales (técnicas de inmovilización inicial de ser el caso)

Las fracturas de la cabeza de los metacarpianos son poco frecuente, en donde la cabeza del metacarpiano del segundo dedo estuvo mayormente involucrada. Ante una fractura de este tipo siempre se debe descartar que sea expuesta, esto es debido a que por su posición al realizar puño (sobretodo el cuarto y quinto metacarpianos) durante una pelea, además de la poca cobertura de tejidos blandos a nivel de la cabeza de los metacarpianos, pueden producir heridas abiertas al contactarse con el diente humano; ante tal situación y en todo contexto de una fractura abierta se recomienda el riego urgente con soluciones estériles, desbridamiento de las heridas y los antibióticos con el fin de disminuir el riesgo de infecciones. La técnica inicial de manejo es la inmovilización con una férula radial o cubital según sea el caso en intrínseco plus, tanto para el manejo conservador como quirúrgico, a menos que la cirugía se vaya a realizar de manera inmediata. (Manuel Fernández Vázquez J, 2019) (Dunn JC, 2018)

Tratamiento Conservador

Sí la fractura de la cabeza metacarpiana no está desplazada, no hay bloqueo mecánico al movimiento o a la deformidad angular o rotacional resultante, se opta por un tratamiento conservador; sin embargo, siempre se debe poner a conocimiento del paciente el riesgo sustancial de desplazamiento y por ende el cambio de la conducta a seguir. Para inmovilizar se utiliza una férula radial o cubital a base de intrínseco plus por 3 semanas, luego movimiento progresivo gradual. (Ben-Amotz O, 2015 Sep 8) (Blomberg, 2020) (Buchler U, 2019)

Tratamiento Quirúrgico

Charles menciona que cuando existe una luxofractura de la metacarpo falángica, fracturas por avulsión de los ligamentos colaterales o fracturas osteocondrales pueden solucionarse con reducción abierta + fijación interna, además se debe tener en consideración que los fragmentos osteocondrales no deben descartarse ni tampoco fijarse, sino que deben quedar atrapados en su lugar por fragmentos más grandes y que en caso que existen defectos de este tipo se podría optar por autoinjerto osteocondral; si la fractura es difícil de tratar se puede optar por tracción esquelética o artroplastia articular; también manifiesta que un retraso de 3 meses en el tratamiento quirúrgico de las fracturas no desplazadas aún puede dar resultados funcionales y radiográficos aceptables. (Dunn JC, 2018) (Esteban-Feliu I, 2019) (Hodgson PD, 2017)

Debido a que no existe un patrón de oro en el tratamiento por la variabilidad de estas fracturas, siempre se debe tener en cuenta las opciones para de esta manera considerar el mejor tratamiento posible con individualización del mismo; así por ejemplo las fracturas a dos fragmentos con compromiso de menos del 25% de superficie articular se puede optar por una reducción abierta con fijación interna con tornillos sin cabeza mediante un abordaje dorsal, dividiendo el tendón extensor o en su defecto dividiendo la banda sagital cubital; aunque también existe la reducción cerrada y fijación percutánea con alambres de Kirschner que es más fácil sin embargo siempre requiere la inmovilización por 3 a 4 semanas con el riesgo de desplazamiento. (Manuel Fernández Vázquez J, 2019) (Melamed E, 2017 Mar 1)

Ante una fractura conminuta siempre se optará primariamente en la medida de lo posible por una fijación directa con alambres Kirschner o alambre de cerclaje, siempre acompañado de una inmovilización por 2-3 semanas. Si se acompaña de una fractura conminuta de la base de la falange puede ser necesaria la tracción esquelética o los tutores externos. La artrodesis de la MF es un procedimiento de rescate y no se debe realizar de forma aguda por el riesgo de acortamiento o falta de union. (Padegimas EM, 2018 May) (Zong S le, 2017 Mar)

Además aunque la aplicación de tornillos, alambres y placas en estas fracturas es limitada, se pueden considerar estos materiales para la aplicación de principios como puede ser la compresión interfragmentaria, compresión dinámica, banda de tensión o técnicas de cableado (cerclaje, banda de tensión). (Melamed E, 2017 Mar 1)

Seguimiento y rehabilitación en tratamiento conservador

Una vez que se obtiene la inmovilización en intrínseco plus se deben realizar valoraciones clínicas y radiográficas semanales para valorar si hubo desplazamiento de la fractura; adicional posterior a las 3 semanas ya se debe iniciar movimiento progresivo gradual. (Dunn JC, 2018)

Seguimiento y rehabilitación en tratamiento quirúrgico

Ante la resolución quirúrgica la recomendación es la inmovilización debido a que la fractura en inestable en potencia; la férula utilizada es en intrínseco plus por 3 a 4 semanas con controles clínicos y radiográficos semanales; ante una fractura conminuta con gran inestabilidad intrínseca se recomienda que la inmovilización debe ser en 70° de flexión de las metacarpo falángicas por igualmente 3 a 4 semanas, con posteriores ejercicios intensivos de rango de movimiento. Salgo que la fractura sea simple con principio de compresión aplicado con tornillo se puede pregonar la movilización temprana. (Padegimas EM, 2018 May)

Fracturas del cuello metacarpiano

El estudio básico para esta fractura en la radiografía con 3 proyecciones la posteroanterior (PA), la oblicua y una lateral verdades; esta última proyección es de suma importancia ya que es de estricta importancia la medición de la angulación sagital de la fractura, la cual puede estar exagerado en la oblicua y esto fundamentado en el hecho de que este valor es un criterio en la toma de decisiones sobre su manejo. (Dunn JC, 2018)

Medidas generales (técnicas de inmovilización inicial de ser el caso)

Las fracturas del cuello metacarpiano son comunes y generalmente involucran al cuarto y quinto dedo. Existe controversia sobre su tratamiento óptimo, la falta de unión es poco frecuente.

Respecto a la fractura del cuello del quinto metacarpiano (mal llamado fractura del boxeador ya que estas ocurren en peleadores no profesionales y personas que golpean con el puño objetos sólidos existe una revisión sistemática del 2016 de Dunn quien concluye que estas fracturas hasta con 70° de angulación dorsal y en ausencia de deformidad rotacional la mejor evidencia sugiere que una envoltura suave con cinta adhesiva (sindactilización) del cuarto y quinto dedo produce resultados equivalentes a la reducción cerrada y ferulización. En un estudio prospectivo de 40 pacientes del 2019 de Kaynak, que compara el uso de una férula funcional de metacarpiano vs una férula acanalada cubital en las fracturas del cuello del quinto metacarpiano concluye que la férula funcional es útil para evitar la pérdida de la reducción, produce una mejoría más rápida en las pruebas clínicas, con aumento temprano de la fuerza de agarre normal cuando se comparó con la férula acanalada; sin embargo a largo plazo los resultados radiográficos y clínicos son similares. Charles describe un estudio del 2005 que compara la inmovilización de la articulación Metacarpo Falángica en flexión vs extensión en las fracturas de metacarpiano y no encontró diferencias significativas funcionales y radiográficas. (Hodgson PD, 2017) (Manuel Fernández Vázquez J, 2019)

Tratamiento conservador

La mayoría de fracturas del cuello metacarpiano se pueden tratar de manera incruenta; no hay consenso sobre el tipo y duración de la inmovilización; en general se considera estos criterios a la hora de decidir el tratamiento a elegir: 1) conminución de la fractura del cuello metacarpiano, desplazamiento, inestabilidad, 2) grado de angulación de la fractura tolerados, 3) deformidad rotacional, 4) dedo en pseudogarra (desequilibrio dinámico entre la musculatura intrínseca y extrínseca, 5) fracturas abiertas, 6) acortamientos del metacarpiano y 7) deportistas. Para la fractura del cuello del quinto y cuarto metacarpiano existe evidencia que debido a su gran movilidad (20-30° en el plano sagital) en la articulación Metacarpo Falángica tolera de mejor manera las angulaciones dorsales; para el quinto metacarpiano no hay consenso acerca de la angulación tolerada para el tratamiento incruento; se ha informado en pequeñas series de casos con angulaciones dorsales entre los 30° y 70° son aceptables; Oded, en su guía del 2013 manifiesta que se acepta una angulación de hasta 70° de la fractura como permisible con un nivel de evidencia terapéutico II. En un metaánalisis del 2016 de Zong, sugiere que con la evidencia actual se sugiere que el tratamiento conservador es el tratamiento óptimo para las fracturas del cuello del quinto metacarpiano; además en una revisión de evidencia del 2017 de Wing, se pone de manifiesto en sus conclusiones que el manejo conservador sigue siendo el tratamiento óptimo. Dado la falta de movimiento compensatorio en las articulaciones Metacarpo Falángica del índice y dedo medio hay un acuerdo universal de tolerancia angular dorsal de 10-15° para ellos. (Melamed E, 2017 Mar 1)

Respecto al tipo de inmovilización existen varios ensayos que comparan el uso de una férula o yeso por 3 semanas, sindactilizaciones o simples vendas elásticas con la ventaja de estas dos últimas de una movilización temprana; al parecer los resultados son similares al respecto clínico y radiográfico. Como se mencionó anteriormente en la revisión sistemática del 2016 de Dunn quien concluye que las fracturas del cuello del quinto metacarpiano hasta con 70° de angulación dorsal y en ausencia de deformidad rotacional la mejor evidencia sugiere que una envoltura suave con cinta adhesiva (sindactilización) del cuarto y quinto dedo produce resultados equivalentes a la reducción cerrada y ferulización. Finalmente, si se inmoviliza la articulación metacarpo falángica en extensión, flexión o neutra existen dos artículos que no encontraron diferencias clínicas ni radiográficas. (Melamed E, 2017 Mar 1)

Existe una maniobra de reducción cerrada de las fracturas de metacarpianos conocida como Jahss; consiste en flexionar la articulación MF y la IP en 90° (relaja los músculos intrínsecos deformantes y relaja los ligamentos colaterales), esto permite que la falange proximal ejerza una fuerza en dirección dorsal sobre la cabeza del metacarpiano a la vez que se hace presión en el dorso de la diáfisis del metacarpiano. (Buchler U, 2019)

Tratamiento quirúrgico
Una vez que se ha optado por el tratamiento quirúrgico basado en los criterios preestablecidos; existen variables técnicas que van desde la reducción cerrada vs abierta. Una vez que se ha obtenido la reducción cerrada (si se requiere, con la maniobra de Jahss) se la puede mantener con una fijación percutánea longitudinal o cruzada (al metacarpiano adyacente

sano) con clavos Kirschner; la ventaja de la técnica es que es mínimamente invasiva con la inherente disminución de la inflamación y rigidez posoperatorias que con una técnica abierta y la desventaja es la fijación rígida y la inmovilización por casi 3 semanas. Para la fijación percutánea longitudinal existe la posibilidad de realizarla vía anterógrada o retrógrada; se menciona que con la técnica retrógrada hay mayor riesgo de disminución de movimiento de la articulación Metacarpo Falángica; para la fijación transversal se menciona que sus resultados son equiparables con la fijación anterógrada; existe además una variante de la técnica anterógrada, en racimo que consiste en la introducción de 3 clavos Kirschner; tiene la ventaja de evitar el foco de fractura; sin embargo, su técnica es difícil además que los clavos pueden migrar, aunque sus resultados son comparables con fijación transversal. (Zong S le, 2017 Mar)

Existe la posibilidad de una técnica abierta, la cual es rara vez utilizada por las potenciales complicaciones; se indica para múltiples fracturas de la mano, lesiones abiertas o combinadas o en su defecto fracturas conminutas; el manejo con placas de bloqueo de estas fracturas se ha asociado con rigidez ya que el abordaje suele extenderse al margen articular dorsal. Se pueden utilizar para la fijación placas de ángulo fijo bloqueadas de bajo perfil por el limitado stock óseo, placas anguladas pre contorneadas (con tornillos poliaxiales), placa lateral minicondilar (la cual no debe afectar el receso lateral), incluso mediante la reducción abierta se puede colocar una banda a tensión alrededor de los Kirschner. No hay consenso sobre tratamiento óptimo abierto para estas fracturas; según el metaanálisis de Zong, aunque sugiere el tratamiento conservador como óptimo; sugiere que en todo caso la fijación con placas y el enclavado intramedular anterógrado deben considerarse como primera línea. (Esteban-Feliu I, 2019)

Seguimiento y Rehabilitación en Tratamiento Conservador
Como se mencionó anteriormente es primordial la movilidad articular precoz en todo caso cuando se coloque una valva antes de las 3-4 semanas; si se opta por técnicas de inmovilización más funcionales la movilidad debe ser inmediata; siempre se acompaña de controles semanales clínicos y radiográficos. (Blomberg, 2020) (Melamed E, 2017 Mar 1)

Seguimiento y Rehabilitación en Tratamiento Quirúrgico

No existe un consenso respecto al modo y tiempo de inmovilización; en general recomiendan una movilización temprana de los dedos incluso con las técnicas percutáneas, inmovilización en intrínseco plus por 5-7 días con control de radiografía y si es satisfactorio se inician rangos de movimiento activo protegido para la fijación interna; para la fijación percutánea la inmovilización es por 2-3 semanas con férula cubital; los clavos Kirschner se retiran en 6-8 semanas. (Hodgson PD, 2017)

Complicaciones

Las no uniones o maluniones continúan representando desafíos únicos. Las deformidades angulares o rotaciones con déficit funcionales son indicaciones para cirugía o reintervención según sea el caso. Las cicatrices y las adherencias de los tendones dificultan el retorno a la funcionalidad basal o en su defecto dificultan el abordaje si ameritara una reintervención o cirugía secundaria. Además producto de la técnica o si fue fractura expuesta puede presentarse osteomielítis, artritis séptica, adherencias, disfunción muscular intrínseca, ruptura tendinosa, fatiga de material, intolerancia al implante, daño nervioso, necrosis de la cabeza metacarpiana, artrosis postraumática. (Manuel Fernández Vázquez J, 2019)

1.Ben-Amotz O, S. D. (2015 Sep 8). Practical management of metacarpal fractures. Plastic and Reconstructive Surgery., 136(3):370e–9e.

2.Blomberg, J. (13 de May de 2020). Orthobullets [Internet]. Obtenido de Orthobullets [Internet]: https://www.orthobullets.com/hand/6037/metacarpal-fractures

3.Buchler U, M. S. (2019). Conminuted fractures of the basilar joint of the thumb: Combined treatment by external fixation, limited internal fixation, and bone grafting. Archives of Trauma Research, 32: 267e71.

4.Dunn JC, K. N. (2018). The boxer's fracture: Splint immobilization is not necessary. Orthopedics Slack Incorporated, p. 188–92.

5.Esteban-Feliu I, G.-C. I.-O.-B.-A.-B. (2019). Analysis of 3 Different Operative Techniques for Extra-articular Fractures of the Phalanges and Metacarpals. Surgery of Hand, 23;5.

6.Hodgson PD, S. D. (2017). The "Metacarpal Cascade Lines"; use in the diagnosis of dislocation of the Carpometacarpal joints. . J Hand Surg Eur Vol June, 32: 277e81.

7.Manuel Fernández Vázquez J, G. U. (2019). Fractura-luxación carpometacarpal del segundo al quinto dedo. Archives of Trauma Research, 25: 178e188.

8.Melamed E, J. L. (2017 Mar 1). Fixation versus Percutaneous Pinning for Unstable Metacarpal Fractures: A Meta-analysis. The journal of hand surgery Asian-Pacific volume. , 22(1):29–34.

9.Padegimas EM, W. W. (2018 May). Metacarpal Neck Fractures: A Review of Surgical Indications and Techniques. Archives of Trauma Research., 23;5(3). .

10.Zong S le, Z. G. (2017 Mar). Treatments for the fifth metacarpal neck fractures: A network meta-analysis of randomized controlled trials. Medicine (United States), 95(11):e3059.

CAPÍTULO 3

Andrei Mijail Lara Paredes
Luxación del Codo

Introducción

La articulación del codo es la segunda con mayor frecuencia en luxarse a nivel de miembro superior, es más frecuente en adultos jóvenes, con predominio en varones 3 a 1. (1)

La luxación de codo constituye el 25 % de las lesiones a nivel de la articulación del codo, la más frecuente es la luxación posterior representando el 90% de los casos de luxación del codo, las luxaciones anterior y lateral son muy infrecuentes, el principal mecanismo para la producción de la luxación posterior del codo es la caída sobre la mano con el codo en extensión. (1)(2)

Anatomía

La articulación del codo está conformada por la parte distal del humero y el tercio proximal del radio y cubito (olecranon y cabeza del radio). Dentro de la articulación del codo tenemos estabilizadores estáticos y dinámicos, dentro de los estabilizadores estáticos tenemos: la articulación propiamente dicha (estructuras óseas), el estabilizador estático más importante es la apófisis corónides, los ligamentos colaterales mediales y lateral. (1) (2) (3)

Los estabilizadores dinámicos incluyen la parte muscular l misma que ejerce fuerzas de compresión lo cual provee de una mayor estabilidad a la articulación. (3)

Figura 1. Anatomía de la Región del codo

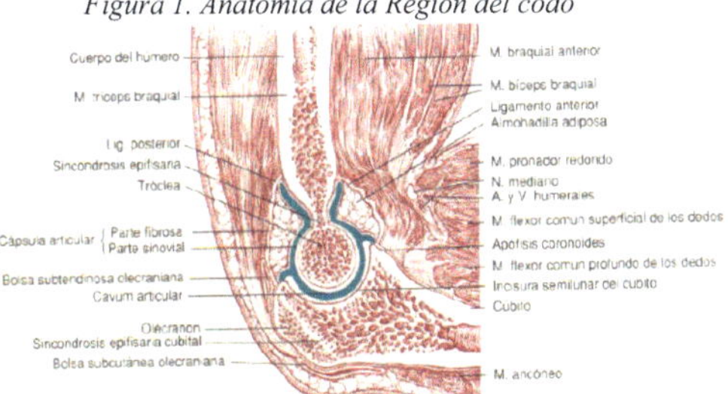

Sección sagital a través de la región del codo mostrando el alto grado de congruencias. (De B.J. Ansom, y C.B. McVay: Surgical Anatomy. Vol 2,5ª cd. Philadelphia, W.B. Saunders Co., 1971).

Fisiopatología De La Luxación De Codo

La luxación posterior de codo se ve favorecida por la ubicación subcutánea del olecranon, el principal mecanismo de luxación se da por una caída de propia altura con la mano en hiperextensión y el codo en extensión y abducción. (4)

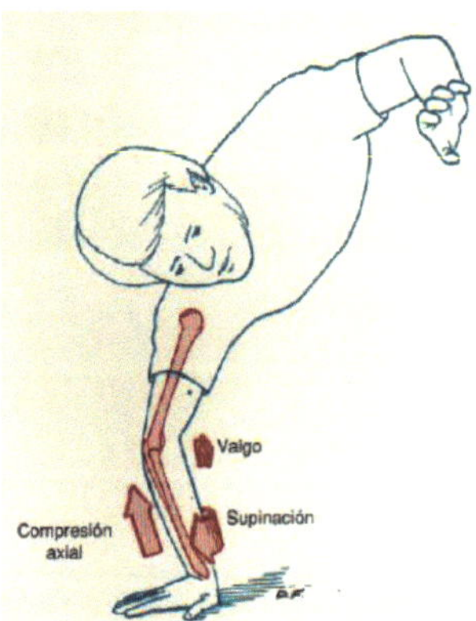

Mecanismo propuesto para la luxaciones de codo. La caída con la mano en hiperextensión con el hombro en abducción origina una fuerza axial sobre el codo mientras se flexiona. A medida que el cuerpo rota internamente sobre la mano y se aproxima al suelo, se somete al codo a momentos de torsión en rotación externa y en valgo. Esta es la misma combinación de fuerzas y momentos de torsión que se aplica sobre codo durante la prueba del pivot-shift lateral en la inestabilidad posterolateral rotatoria. (De O`Driscoll, S. W.; Morrey, B. F., Korinek, S., and An, K.N.: Elbow subluxations and dislocation: A spectrum of instability. Clin Orthop. 280: 186, 1992)

Diagnóstico

El diagnóstico de la luxación de la articulación del codo es clínico, ya que se puede apreciar de forma fácil la deformidad, así como la impotencia funcional edema y dolor para la movilidad, se debe valorar además la parte neurovascular (nervio mediano, cubital y las arteria braquial.), debido al riesgo de Síndrome Compartimental. (3) (4)

Es mandatorio la realización de una radiografía en proyección anteroposterior y lateral de la articulación de codo, previa a cualquier manipulación. Se debe realizar una radiografía que incluya a articulación de la muñeca puesto que en ocasiones puede existir fracturas a ese nivel. (1) (2).

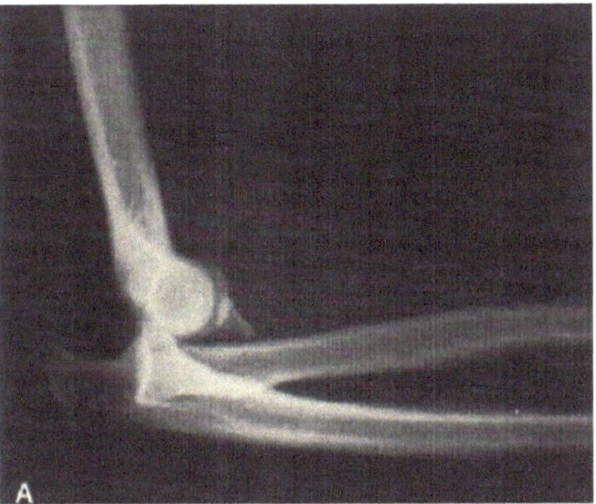

En la gran mayoría de casos la luxación no se acompaña de fracturas y es de tipo posterolateral (3), cuando existen luxo- fracturas donde se ven involucradas tanto la cabeza del radio, como la apófisis corónides se la conoce como Triada Maldita de Codo, la cual amerita resolución quirúrgica en la gran mayoría de casos. (1) (3)

Tratamiento
El objetivo principal del tratamiento de la luxación simple de codo es conseguir una reducción estable, que permita una recuperación funcional temprana. La reducción de la luxación debe realizarse siempre tras la administración de analgesia (preferiblemente intravenosa). En casos de reducción dificultosa se debe considerarla opción de reducción bajo sedación.

Maniobras De Reducción
Dentro de las maniobras de reducción de codo
Reducción en decúbito prono: el paciente se coloca en decúbito prono, con el brazo apoyado sobre la camilla, se sujeta la muñeca y se realiza tracción

hacia abajo y ligera supinación sobre el antebrazo. Usando la otra mano, se aplica una suave presión sobre el olecranon. (2)

Reducción en decúbito supino: el paciente se coloca en decúbito supino, con el brazo apoyado sobre la camilla de exploración. Con el brazo contra la camilla se sostiene la muñeca del paciente y realiza tracción continua, lenta y firme en la dirección del eje del húmero. El antebrazo debe estar en leve flexión y la muñeca ligeramente supinado. (2)(4)

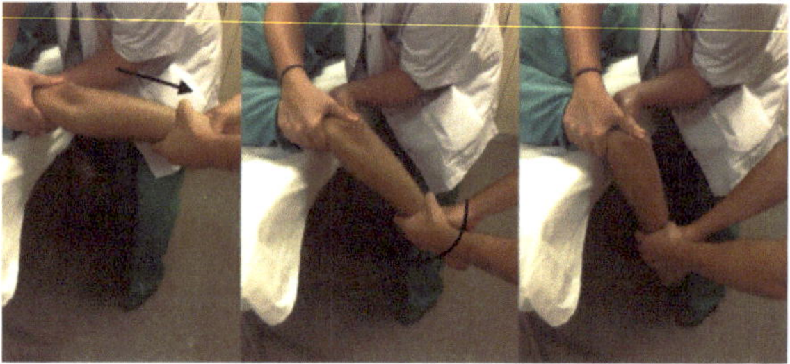

La reducción satisfactoria suele acompañarse de un click característico y de una mejoría inmediata del dolor del paciente, posterior a la realización de la reducción de la luxación se debe realizar una radiografía de control para valorar las estructuras óseas y su congruencia.

Se recomienda la inmovilización con férula posterior de yeso a 90°de flexión del codo durante2 o 3 semanas, seguida de flexión y extensión controladas con codera ortopédica durante otras 4 semanas.

1.I. Ahmed JM. The Management of acute and chronic elbow inestability. Orthop CLin North Am. 2015 sep.
2.de Pablo Marquez B, Castillon Bernal P, Bernaus Johnson M, Ibañez Aparicio N. Elbow Dislocation. Semergen. 2017 Diciembre; 43(8).
3.April Armtrong MD MF. Simple Elbow Dislocation. Hand Clinics. 2015 November; 31(4).
4.Rainer N, Burkhart K, Zimmerer A, Zimmerman F, Hollinger B. Simple Elbow Dislocation really Simple. MMW Fortschr Med. 2019 Apr; 161.

CAPÍTULO 4

Irma Patricia Quishpe Quishpe

Fractura de Clavícula

Introducción
La clavícula es un hueso largo que se encuentra situado a nivel anteroposterior del tórax formando parte de la cintura escapular al articularse con el manubrio esternal en su tercio proximal y con el acromion en su tercio lateral, tiene la forma de una S cursiva. (Pérez 2017)

Las fracturas de la clavícula se definen como una solución de continuidad que puede presentarse a lo largo de todo el hueso y que por su localización subcutánea es uno de los huesos más susceptibles de sufrir fracturas, esta patología es considerada como un problema epidemiológico   que se presentan con una incidencia elevada en pacientes jóvenes, activos   y saludables que han sido sometidos a traumas directos de alta energía. (Carvajal 2016)

En el Ecuador no existe una estadística a nivel país, acerca de la fractura de clavícula, sin embargo en el trabajo de tesis en el que se investigó la prevalencia de fracturas en general, realizado en el Hospital Enrique Garcés durante el año 2013, se estableció que esta patología representa el 4% del total de todas las fracturas(Salinas 2015), a nivel mundial existen varios estudios entre los cuales indican que el porcentaje de las fracturas de la clavícula va desde un 2.6% hasta 16% de todas las fracturas (Perrone 2019), la proporción es de 5 por cada 10.000 habitantes y predominan en el sexo masculino (Domínguez 2017) además constituyen entre el 35 y el 45% de todas la fracturas de la cintura escapular, constituyéndose en el trauma más frecuente de esta región anatómica, en varios estudios se menciona que la mayoría de estas fracturas son diafisarias, en su tercio medio lo cual se debe a su delgadez en esta zona y a su ubicación subcutánea como anteriormente mencionamos, en cuanto a su distribución anatómica se ha establecido que entre el 69 y el 81% afectan a la diáfisis clavicular, mientras que las fracturas del tercio medial o proximal representan un 2-4% y las del tercio lateral o distal constituyen el 10-15%. (Perrone, 2019)

Existen varias clasificaciones descritas para las fracturas de clavícula entre las cuales se mencionan: la clasificación de Allman, Neer, Craig, AO, Robinson, Edimburgo siendo la más utilizada la clasificación de Allman et al. (Domínguez 2017)

En lo que se refiere al tratamiento de este tipo de fracturas, habitualmente se lo trataba de manera conservadora sin embargo últimamente se han realizado estudios en los que el tratamiento quirúrgico han mostrado resultados exitosos. (Rockwood, cap.26)

Diagnóstico

La clavícula se osifica en la tercera década de la vida por lo que en las etapas de niñez y adolescencia existe mayor riesgo de que este hueso se fracture, su incidencia va disminuyendo después de cumplir 20 años y vuelve a incrementarse en el caso de personas mayores a medida que la fuerza ósea disminuye con la edad.(Ropars, 2016)

Entre los factores que se relacionan con la presencia de fracturas de la clavícula tenemos los siguientes;
Edad avanzada, osteoporosis, accidentes de tránsito, mala nutrición, alteraciones óseas congénitas, reducción de masa muscular, violencia intrafamiliar, práctica de deportes extremos, actividades físicas o deportivas con esfuerzo, prácticas deportivas o de trabajo con proyectiles de arma de fuego y bullying.

Mecanismo de Lesión
Traumatismos

Las fracturas de clavícula se presentan como una caída directamente sobre el hombro en un 87%, caída sobre la mano en extensión en el 6% y fracturas por impacto directo el 7%, no se ha podido establecer la correlación entre el mecanismo de lesión y la localización de la fractura. (Rockwood, cap.26)

Entre otras causas que producen fractura de clavícula, se mencionan las fracturas por impacto directo lo cual se debe a la posición anatómica subcutánea en la cintura escapular, fractura secundaria a contracciones musculares durante las crisis convulsivas, traumatismo mínimo en hueso patológico o fracturas por estrés.(Ropars, 2016 - Rockwood, cap.26).

Evaluación Clinica

No es difícil el diagnóstico de las fracturas del tercio medio de la clavícula ya que durante la realización de la historia clínica, el interrogatorio y el interrogatorio y el examen físico los pacientes refieren síntomas típicos que suelen ser fácilmente localizados, además la ubicación subcutánea de la misma permite observar la deformidad ya que el fragmento proximal de la fractura protruye y puede tensar la piel evidenciándose como tienda de campaña, a la palpación se puede observar crepitación o deformidad y la equimosis alrededor de lafratura. (Domínguez, 2017).

El paciente acude en una posición típica, se sujeta el miembro superior afectado con la mano contralateral con el fin de evitar la carga sobre el hombro lesionado, el dolor y la incapacidad funcional son evidentes, además se acompaña de edema y deformidad de la cintura escapular. (Rockwood, cap.26 - Ropars, 2016)

La exploración física completa es importante, ya que en aproximadamente el 10 % de estos pacientes se puede evidenciar laceraciones en el sitio del trauma. y es necesario descartar fracturas abiertas que son extremadamente raras (Rockwood, cap.26), y que ocurren en el 0,1 al 1% de los casos. (Sonin, 2012)

En estos paciente es mandatorio realizar la exploración vascular debido a que a pesar de que son raras se han reportado casos que pueden amenazar la vida y el miembro del paciente y la arteria o la vena subclavia pueden lesionarse. (Rockwood, cap.26 - Sonin, 2012).

En los pacientes que presentan fractura de clavícula a más del examen de las funciones vascular, motora y sensitiva, es menester realizar una adecuada auscultación pulmonar debido a que pude presentarse lesión del vértice pleural y por último no hay que olvidar la valoración de la integridad del plexo braquial (Rockwood, cap.26)

Lesiones Asociadas
El 9 % de pacientes con fractura de clavícula se puede acompañar de lesiones concomitantes del aparato musculo-esquelético dentro de las cuales tenemos las fractura-luxación esternoclavicular, fractura-luxación acromioclavicular, hombro flotante, fractura del 1er arco costal del mismo lado, fractura de clavícula con luxación gleno-humeral del mismo lado, fracturas costales. (Ropars, 2016)

Valoración por Imagen

En las fracturas de clavícula, además de clasificarlas según su localización (tercio proximal, medio o distal), hay que tener en cuenta el tipo de desplazamiento en la lesiones del tercio externo.(Amador, 2012)

Radiografía Simple: para el diagnosticar fractura de clavícula, generalmente es suficiente realizar una radiografía simple anteroposterior de tórax en decúbito supino, en la cual podemos observar la fractura de la clavícula y el grado de desplazamiento de los fragmentos también nos ayuda para el diagnóstico una radiografía simple en proyección anteroposterior del hombro afectado, que incluya la articulación esterno-clavicular hasta la porción lateral del húmero, la misma que es útil para confirmar el diagnóstico de fractura de clavícula y conocer sus características particulares, se sugiere realizar una radiografía simple con proyección postero-anterior a 15 grados, para evaluar el acortamiento, así como la rotación del fragmento distal y el desplazamiento anterior.(Rockwood, cap.26).

La proyección de 30 grados de inclinación cefálica proporciona una imagen de la clavícula sin que se superpongan las estructuras torácicas.(). Con el fin de visualizar mejor las fracturas desplazadas es de mucha utilidad la radiografía con proyección oblicua apical colocando un rollo bajo la escápula contralateral lo cual permite que el lado afectado se encuentre paralelo al cassette radiográfico (ap verdadera), el haz se debe colocar en una angulación de 20 grados en dirección cefálica, esto hace que la imagen de la clavícula se aleje de la caja torácica. (Domínguez, 2017)

Las fracturas de la clavícula a nivel de los extremos medial y lateral son más difíciles de identificar por lo que la proyección en serendipia puede ayudarnos especialmente en aquellas fracturas que se extienden hacia la articulación esternoclavicular,(Rockwood, cap.26) esta proyección radiográfica se consigue con el paciente en decúbito supino sobre la mesa, con una angulación del haz de 40 a 60 grados centrado en la horquilla esternal (Nady, 2014), si se trata de fracturas de la clavícula a nivel lateral se puede realizar una proyección en sobrecarga con un peso aproximado de 5 kg, colgado del brazo afecto con el fin de analizar también los ligamentos coracoclaviculares, en el caso de las fracturas intraarticulares de la articulación acromio-clavicular nos ayudaría una rx en proyección axilar o también una rx en proyección del hombro oblicua apical en 15 grados de Zanca. (Rockwood, cap.26).

Tomografía Axial Computarizada
La tomografía axial computarizada en fracturas de clavícula es de utilidad cuando la fractura se encuentra en cualquiera de los extremos de la misma, asi tenemos las fracturas que se producen en el tercio proximal   para distinguir entre luxación esterno-clavicular y lesión epifisaria, y en las fracturas del extremo distal para identificar la afectación articular. (Rockwood,cap.26 - Domínguez, 2017).

La tomografía computarizada tridimensional permite evaluar mejor las fracturas desplazadas y puede ser útil para evaluar la consolidación de la fractura. (Domínguez,2017).

Clasificación
En cuanto a la clasificación de las fracturas de la clavícula se ha podido observar que a   lo largo del tiempo se han realizado varios esquemas de clasificaciones, con muchas variaciones desde las más simples hasta las más complejas,   las cuales han tenido como propósito ayudar al médico a establecer un diagnóstico de certeza y seleccionar el mejor tratamiento para su paciente.

Dentro de las clasificaciones de las fracturas de la clavícula tenemos las siguientes: Clasificación Descriptiva: en esta clasificación se toma en cuenta la descripción anatómica en la que se incluye la localización, el desplazamiento, la angulación, el patrón como por ejemplo si es oblicua, transversa, en tallo verde, etc., y conminución de la fractura. (Rockwood, cap.26)

Clasificación de Allman y col.: (año 1967), posiblemente este sistema de clasificación es el más utilizado, Allman clasificó las fracturas de clavícula tomado en cuenta solo la localización anatómica y dividiéndola a esta en tres tercios (medial, medio y lateral) y clasificándola en grupos, sin embargo a pesar de su utilidad de acuerdo a la localización de la lesión, esta clasificación no describe el desplazamiento, la conminución, o el acortamiento que son importantes en el pronóstico y tratamiento. (Rockwood, cap.26)

Grupo I: Fractura de tercio medio, constituyen aproximadamente del 69-81% de todas las fracturas de la clavícula, se considera el sitio más común de este tipo de fractura.

Grupo II: Fractura del tercio distal o lateral , constituye el 10-15% de todas las fracturas de la clavícula, y puede llegar hasta el 18%, se subclasifican según la localización de la fractura con respecto a los ligamentos coracoclaviculares (Avila, 2015), en los siguientes tipos:

Tipo I: mínimamente desplazadas, el foco de fractura se encuentra entre los ligamentos conoide y trapezoide o entre los ligamentos coracoclaviculares y acromioclaviculares, en este tipo de fractura los ligamentos permanecen intactos.

Tipo II: desplazamiento secundario a una fractura medial a los ligamentos coracoclaviculares, en este tipo de fractura se evidencia mayor incidencia de pseudoartrosis y se subclasifica en: IIA: tanto el ligamento conoide como el trapezoide permanecen en el segmento distal , mientras que el segmento proximal al estar desprovisto de inserciones ligamentosas se encuentra desplazado. IIB: el ligamento conoide esta roto, mientras que el ligamento trapezoide se encuentra unido al segmento distal y el segmento proximal se encuentra desplazado.

Tipo III: este tipo de fractura afecta a la superficie articular de la articulación acromio-clavicular, no existe ruptura de los ligamentos, ni desplazamiento de segmentos óseos, puede confundirse con una luxación acromio-clavicular de primer grado.

Grupo III: Fractura del tercio proximal o medial: constituye el 2-5% del total de las fx de clavícula, si los ligamentos costoclaviculares permanecen intactos este tipo de fracturas son mínimamente desplazadas, y pueden representar una lesión epifisaria en niños y adolescentes. Se subdividen en: **Tipo I:** mínimamente desplazadas, **Tipo II:** desplazadas, **Tipo III:** Intraarticulares, **Tipo IV:** separación epifisaria y **Tipo V:** conminutas. . (Salinas, 2015)

Clasificación de Neer: (año 1968), reconoció la conducta especial de las fracturas del tercio distal de la clavícula y clasificó a las fracturas laterales en dos tipos: Tipo I: no desplazadas y Tipo II desplazadas, las fracturas laterales desplazadas fueron sub-clasificadas de acuerdo a la integridad de los ligamentos coronoide y trapezoide.

En las fracturas Tipo IIA los ligamentos permanecen intactos, mientras en las fracturas Tipo IIB los ligamentos coraco-claviculares están parcial o totalmente separados.(Rockwood, cap.26 – Salinas, 2015)

Clasificación de Rokwood: Creó dos subgrupos distintos en el tipo II de Neer de la fractura de tercio distal de la clavícula; Tipo IIA: el trapezoide y el conoide permanecen insertados en el segmento distal y el Tipo IIB: en el cual el conoide se encuentra desgarrado. (Rockwood, cap.26)

Clasificación de Craig: (año 1990) realizó una clasificación en la que combina las clasificaciones de Allman y Neer, proporcionando información más descriptiva y funcional, con la ventaja de incluir lesiones más infrecuentes, como son las separaciones epifisarias y las fracturas del manguito periostico, sin embargo esta clasificación deja a la mayoría de las fracturas del tercio medio sin subclasificación alguna. (Domínguez,2017).

Clasificación de la AO: (año 2003) clasifica las fracturas del tercio medio de forma específica, y ha sido adoptada internacionalmente porque permite, incluso, orientar el tratamiento quirúrgico, La fundación AO "Arbeitsgemeinschaft für Osteosynthesefragen" (Asociación para el estudio de la fijación interna u Osteosíntesis); realizó una clasificación basada en las características de la fractura de la siguiente manera: fractura simple, fractura en cuña y fracturas complejas (tipos A, B y C respectivamente). Esta clasificación   utiliza el sistema alfanumérico que permite identificar con precisión cualquier fractura.(Domínguez,2017).

Robinson: (año 2004) A partir de un estudio de cohorte desarrolló un modelo predictivo basado en hallazgos clínicos para conocer el riesgo de desarrollar complicaciones inmediatas, clasifica las fracturas del tercio medio de la clavícula, demostrando niveles satisfactorios de confiabilidad y reproducibilidad intra e interobservador; de igual manera, se requieren estudios para determinar si este sistema puede determinar el tratamiento y los resultados funcionales. (Domínguez,2017 – Sonin, 2012).

Edimburgo (año 2009) esta clasificación se basó en el análisis de 1000 fracturas claviculares, fue la primera en subclasificar las fracturas de la diáfisis de acuerdo a su desplazamiento y al grado de conminución, también sub-clasifico las fracturas mediales y laterales de acuerdo a su desplazamiento y a la participación de la articulación. (Domínguez,2017)

Con estas clasificaciones el médico tiene la posibilidad de familiarizarse con la que más desee y le permita diagnosticar y elegir el mejor tratamiento para el beneficio del paciente.

Tratamiento
Dentro del tratamiento de las fracturas de clavícula tenemos el conservador y el quirúrgico, dependiendo del tipo y localización de la fractura que presente el paciente, siendo el objetivo primordial del tratamiento el de restaurar la función inicial del hombro comprometido, por lo tanto el tratamiento conservador y quirúrgico busca la estabilización eficaz de la fractura a la mayor brevedad, unión solida a nivel de la fractura, evitar complicaciones por iatrogenia, movilización temprana de la extremidad afectada, restaurar la función del miembro torácico lesionado, regreso a las actividades laborales tan pronto sea posible y minimizar la deformidad (Domínguez, 2017)

En la literatura encontramos que luego de haber realizado varios estudios acerca del tratamiento de esta patología existe completo acuerdo en que la indicación para el manejo ortopédico es la presencia de fractura no desplazada y no complicada. (Domínguez, 2017- De Lima, (2015). En cuanto al manejo quirúrgico de esta patología, en estudios recientes se ha podido evidenciar que las fracturas de clavícula que presentan un desplazamiento del 100 % y con un acortamiento mayor de 2 cm, se benefician del procedimiento quirúrgico demostrándose que tienen mejores resultados a corto plazo comparado con el tratamiento conservador y que además presentan tasas mucho mas bajas de falta de unión. (Renbin, 2019) resultados a corto plazo y tasas más bajas de falta de unión con manejo quirúrgico. Las opciones quirúrgicas actuales incluyen placas superiores, placas anterior-inferiores, placas dobles y fijación de clavos intramedulares.

Recientemente se han interesado más en evaluar las para el manejo con reducción abierta y fijación interna, antes de los progresos actuales en las técnicas de fijación de las fracturas de clavícula, se manejaban de forma ortopédica, considerado el manejo quirúrgico solo como una excepción. Incluso, Sócrates postuló que se necesita poco más que una "negligencia benigna" para su manejo. La opción del manejo ortopédico se consolidó en la década de 1960 con los trabajos de C. Neer y C.R. Rowe, quienes reportaron bajas tasas de no consolidación 0.1 % y pseudoartrosis 0.8%, además de la baja frecuencia de síntomas residuales. (Rockwood, cap.26 - Morales, 2018), sin embargo debido a dichas complicaciones asociadas al tratamiento conservador, hoy se recomienda la reducción abierta y osteosíntesis en una proporción cada vez mayor, tomando en cuenta el tipo de fractura y la actividad del paciente.(De Lima, 2015)

Tratamiento para fracturas del tercio medio de la clavícula: Las fracturas del tercio medio de la clavícula como dijimos anteriormente son las más comunes y se establecen dos tipos de tratamientos: el conservador y el quirúrgico los mismos que deben analizarse cuidadosamente para cada paciente, tomando en cuenta el riesgo que puede presentar el tratamiento elegido, la funcionalidad al final del tratamiento, la estética y una posible cirugía de revisión. (Liu, 2013)

Cabe mencionar que no se recomienda en ningún momento, realizar maniobras de reducción a nivel de la clavícula, porque este tipo de fracturas usualmente son inestables y no hay forma de brindar soporte externo. (Dominguez, 2017), ya Hipócrates menciono sobre la dificultad para modificar de una forma permanente la posición de la fractura de clavícula mediante la manipulación del hombro (Rockwood, cap.26), sin embargo en la actualidad todavía se puede observar en las salas de urgencia realizar este tipo de procedimiento.

Tratamiento Conservador: La opción de tratamiento óptima para aquellas fracturas no desplazadas consiste comúnmente en el uso de cabestrillo con la finalidad de inmovilizar la extremidad del lado en que se encuentra la fractura de la clavícula, lo que permitirá su consolidación.

Además del cabestrillo, en la literatura se indica también el vendaje tipo Velpau, el vendaje en "8" y el splint clavicular, aplicado en la fase aguda, pero pueden producir lesión dérmica y/o compresión del paquete neurovascular (Rockwood, cap.26 – Dominguez, 2017).

La inmovilización se debe mantener entre cuatro a seis semanas en adultos la misma que puede extenderse hasta por tres meses. No hay evidencia aún que determine cuál de estas opciones es la mejor. (Morales, 2018). Por lo tanto el uso de uno u otro dispositivo se basa más en la comodidad del paciente y en la necesidad de retornar a sus actividades, que en las tasas de curación, por lo tanto cuando la fractura de produce en el miembro superior dominante se le anima al paciente a utilizar el splint clavicular o el vendaje en ocho con el fin de que la mano dominante quede libre para escribir, teclear y cualquier otra actividad que le permita al paciente un regreso temprano al trabajo, cuando las fracturas se producen en la extremidad no dominante se recomienda un cabestrillo simple, ya que se ha podido observar que es más confortable y tolerante. (Rockwood, cap.26)

El retorno a los deportes o a la actividad pesada se permite entre las cuatro a seis semanas, después de la consolidación clínica o radiológica.

El trabajo ligero con actividad con el brazo por encima del nivel de la cabeza se inicia una vez que el confort lo permita, usualmente de dos a cuatro semanas después de la consolidación (Buenaño, 2016). Además, para las fracturas manejadas de forma conservadora, es inevitable algún grado de deformidad y acortamiento (De Lima, 2015), por lo que es necesario explicar a los pacientes que probablemente se presentara cierta deformidad en el sitio de la fractura (callo óseo) pero que la función será normal. (Kiriakos, 2013)

Tratamiento Quirúrgico
El tratamiento de las fracturas de clavícula del tercio medio desplazadas

sigue siendo un tema controversial. (Liu, 2015).

Sin embargo en estudios realizados en estos últimos años comparando el tratamiento quirúrgico versus el tratamiento conservador se ha evidenciado que la consolidación de esta fractura es buena, independientemente del tipo de tratamiento que haya recibido el paciente además sse evidenció que presentan pocas complicaciones, los resultados fueron significativamente mejores en el grupo de pacientes quirúrgicos, cuando se valoró a los tres meses en términos de la función del miembro superior involucrado, pero fueron equivalentes a los pacientes del grupo que recibió tratamiento conservador a los 9 meses, además también se pudo observar tasas más bajas de no unión en pacientes tratados quirúrgicamente comparados con aquellos que habían recibido tratamiento conservador. En general el tratamiento quirúrgico para las fracturas de la clavícula del tercio medio desplazadas debe ofrecerse como alternativa a los pacientes que presenten este tipo de fractura. (Ahrens, 2017).

Sin embargo hay que tomar en cuenta que la mayoría de las fracturas de clavícula desplazadas sanarán bien con el manejo no quirúrgico, la atención conservadora inicial seguida de la fijación quirúrgica para el 15% al 18% de los pacientes que continúan sin unión es una estrategia razonable. La atención quirúrgica tardía generalmente produce los mismos excelentes resultados clínicos y funcionales que la fijación quirúrgica inmediata. (Carvajal, 2016)

En la literatura se menciona que las fracturas del tercio medio de la clavícula tienen indicaciones absolutas y relativas para tratamiento quirúrgico. (Rockwood, cap.26 - Carvajal 2016)

Indicaciones Absolutas:
- Acortamiento inicial mayor de 1.5–2.0 cm entre los fragmentos del hueso.
- Fractura expuesta o en riesgo de exposición
- Desgarro cutáneo inminente
- Fractura irreducible, conminutas, con tercer fragmento desplazado en z.
- Deterioro vascular
- Pérdida neurológica progresiva

• Fractura patológica desplazada con parálisis asociada del trapecio
• Disociación escapulo torácica

Indicaciones Relativas:
• Desplazamiento menor de 20 mm
• Fracturas con desplazamiento al 100%
• Problema neurológico (Parkinson, convulsiones, traumatismo craneal)
• Politraumatismo
• Encamamiento esperable prolongado
• Hombro flotante
• Intolerancia a la inmovilización
• Fracturas bilaterales
• Fractura ipsilateral de la extremidad superior
• Sexo femenino y edad avanzada

Cabe mencionar que el paciente que presente fractura de clavícula con indicaciones relativas para realizar el procedimiento quirúrgico, debe ser monitorizado y evaluado periódicamente con el fin de tomar la decisión definitiva en el caso de que se considere la cirugía como opción.

Se han propuesto varios métodos de tratamiento quirúrgico tales como la fijación externa, el enclavado endomedular, placas de osteosíntesis, agujas de Kirschner, tornillos canulados o agujas elásticas de titanio.(Rockwood, cap. 26 - Ahrens, (2017)

La osteosíntesis con placa sigue siendo el método estándar para el manejo quirúrgico de las fracturas diafisiarias de clavícula, con altas tasas de éxito y bajas tasas de complicaciones (Ropars, 2016).

La decisión del tipo de tratamiento la debe tomar el cirujano dependiendo del tipo de fractura y de la experiencia que este tenga. Se ha observado que el dispositivo que se utilice para el tratamiento quirúrgico debe ser retirado en más de las dos terceras partes de los casos, debido a la prominencia sintomática. Además, existe el riesgo de daño nervioso con los tornillos de fijación, el cual puede reducirse con un posicionamiento anterior o inferior de la placa (Perrone, 2019)

El tratamiento quirúrgico no está exento de complicaciones dentro de las cuales tenemos las infecciones superficiales, retrasos en la consolidación, seudoartrosis, refracturas o molestias con el material de osteosíntesis (Souza, 2018) y en un ensayo aleatorizado reciente se menciona que se encontró resultados funcionales y relacionados con las complicaciones a los 5 años después de la fijación de la fractura del tecio medio con la placa. (Ahrens, 2017)

Tratamiento para fracturas del tercio distal o lateral de la clavícula: El manejo conservador de las fracturas del tercio distal o lateral de la clavícula presenta buenos resultados en el 98% de los casos cuando el desplazamiento es mínimo o no está presente y cuando son extra articulares (Claire, 2018).

En un estudio realizado en el 2011, en pacientes con fractura de clavícula distal, se pone de manifiesto una tasa de seudoartrosis del 33% con tratamiento conservador y un 6% en los casos intervenidos, por lo que las fracturas desplazadas e inestables (tipo II de Neer fundamentalmente),precisan procedimiento quirúrgico. (Rockwood, cap.26 - Claire, 2018)

Solamente en pacientes de avanzada edad y con baja actividad física, el manejo conservador de las fracturas desplazadas es efectivo desde el punto de vista funcional. (Rockwood, cap.26)

La indicación de tratamiento quirúrgico para este tipo de fracturas depende de varios factores entre los cuales tenemos: la estabilidad de los segmentos de la fractura, el desplazamiento y la edad del paciente. (Claire, 2018)

El desplazamiento medial de la clavícula se presenta cuando el ligamento coracoclavicular está roto lo que dificulta la consolidación hasta en el 28% de los casos, por lo que al realizar la cirugía de fijación al fragmento distal, se debe evaluar la integridad de estos ligamentos (trapezoide y conoide) (Rockwood, cap.26)

Entre las técnicas quirúrgicas que han sido propuestas para la fijación de las fracturas del tercio lateral tenemos: Clavos de Kirschner, tornillos CC, Placagancho, su uso se ha relacionado con buenos resultados y se recomienda el retiro de la misma a los tres meses para evitar síntomas de pinzamiento y erosión acromial, se puede utilizar también sutura y se recomienda la técnica de cabestrillo. (Rockwood, cap.26 - Claire, 2018)

Tratamiento para fracturas del tercio proximal o medial de la clavícula:
Las fracturas de clavícula del tercio medial, son poco frecuentes, habitualmente no desplazadas o con desplazamiento mínimo, raramente se asocian con lesión de la articulación esterno-clavícular y en su mayoría requieren manejo conservador. (Rockwood, cap.26).

Las fracturas del tercio medial de la clavícula que requieren tratamiento quirúrgico son aquellas que presentan riesgo de desplazamiento, tejidos blandos muy dañados, paciente politraumatizado o paciente que   presente hombro flotante. Las complicaciones de las fracturas del segmento medial de la clavícula generalmente no son graves y el riesgo de su presencia es similar con el tratamiento conservador que con el quirúrgico. El retraso y la falta de consolidación se presentan con más frecuencia con el tratamiento conservador que con el quirúrgico. (Rockwood, cap.26)

El método de osteosíntesis no tiene ningún efecto sobre la incidencia de retraso o falta de consolidación. Entre el 4% y el 8% de las fracturas de clavícula del tercio medial presentan falta de consolidación. Debido a que la evidencia proveniente de estudios clínicos controlados es escasa, no es posible conocer cuál es el mejor método o técnica quirúrgica para la osteosíntesis de las fracturas de clavícula del tercio medial por lo que no es posible hasta el momento recomendar alguna de ellas. En tanto se dispone de mayor evidencia, la elección de la técnica o método quirúrgico, queda a criterio del médico tratante, quien deberá contar con el conocimiento y la experiencia suficiente en el tratamiento de estas fracturas.(Rockwood, cap. 26)

Complicaciones
Dentro de las complicaciones que presentan los pacientes con fractura de clavícula tenemos las siguientes:

Infección: es una de las complicaciones más temidas en la cirugía de las fracturas de clavícula. Las tasas de infección publicadas en la literatura son muy variables, y han ido disminuyendo a lo largo de los años debido a las mejoras en la profilaxis y en las técnicas quirúrgicas. (Rockwood, cap.26- Ahrens,2017)

Dehiscencia de la herida: A pesar de que la clavícula se encuentre en una posición subcutánea es raro que se presente esta complicación, sin embargo cuando se presenta esta indicado la cobertura con un colgajo adipofascial local. (Rockwood, cap.26- Ahrens,2017)

Cicatriz hipertrófica: no es infrecuente esta complicación, sin embargo el momento en que se retira el material de osteosíntesis puede ser resecada esta cicatriz. (Rockwood, cap.26- Ahrens,2017)

Lesión Neurovascular: es poco frecuente, pero puede presentarse durante la lesión inicial o d forma secundaria a la compresión de estructuras adyacentes por la formación del callo óseo, deformidad residual.(Rockwood, cap.26- Ahrens,2017).

Consolidación en mala posición: se ha podido observar en ciertos pacientes que se presenta una prominencia ósea lo que se asocia a una puntuación baja en la escala DASH, al año de la lesión. (Rockwood, cap.26- Ahrens,2017)

Malaunión: Las consolidaciones viciosas de la clavícula se consideraban una cuestión radiológica, pero no funcional, sin embargo diversos estudios han puesto de manifiesto un porcentaje importante de pacientes con sintomatología tras una malunión de clavícula. (Rockwood, cap.26- Ahrens, 2017)

Pseudoartrosis: Desde los trabajos de Neer y Rowe en la década de los sesenta se ha aceptado durante muchos años que la pseudoartrosis era una complicación poco frecuente, estimándose alrededor del 1% de todas las fracturas. En otra publicaciones se menciona que la pseudoartrosis oscila entre el 0.1% y el 13%(12) y señalan tasas de pseudoartrosis en fracturas del tercio distal en 44%. Esta complicación se valora mediante radiografías y se decide realizar la intervención quirúrgica para corregir este defecto. (Carvajal, 2016)

Diversos factores se han asociado con la posibilidad de desarrollar pseudoartrosis en las fracturas de clavícula: Pacientes añosos, sexo femenino, fracturas con desplazamiento importante, conminución, fracturas del tercio distal de clavícula, refractura, tiempo de inmovilización inadecuado, reducción abierta primaria y la fijación interna. (Ropars, 2016)

Artrosis postraumática: Puede producirse después de lesiones intraarticulares de las articulaciones esternoclavicular o acromioclavicular. Entre otras complicaciones que son raras tenemos: Neumotórax, Embolia gaseosa y Lesión del plexo braquial.

Rehabilitación
Durante el periodo de inmovilización, ya sea por tratamiento ortopédico, o tras la intervención quirúrgica, habría que empezar de manera precoz el tratamiento de fisioterapia, desde el segundo o tercer día. Este consistiría en aplicar hielo, dar masajes en brazo, hombro, cuello y zona alta de la espalda, sin tocar la zona de la clavícula, empezar a hacer pequeños movimientos activo-pasivos de rotación de brazo, antepulsión y retropulsión (llevar el hombro hacia delante y hacia atrás), contracciones suaves sin movimiento del deltoides, de los flexores y extensores del brazo. Además tendríamos que controlar que se mantenga una buena posición.

Después de la inmovilización, se pasa a otra fase de tratamiento, en la que se aplica calor, antes de empezar con las movilizaciones para preparar los tejidos, con el fin de realizar movilizaciones progresivas de todas las articulaciones cercanas (articulación escapulohumeral, escapulotorácica, esternoacromioclavicular), y se empieza con ejercicios de balanceo y en suspensión. Además de ir haciendo un trabajo de fortalecimiento muscular progresivo, primero analítico y después global, de toda la cintura escapular, espalda, cuello y brazo.

Todos los pacientes deben recibir un programa de rehabilitación estandarizada de fisioterapia supervisado, independientemente de la asignación al tratamiento siendo las metas el control precoz de dolor y edema y la obtención y mantenimiento completo de la movilidad del miembro involucrado. (Rockwood, cap.26).

Algoritmo para el Diagnostico y Tratamiento de la Fractura de Clavicula

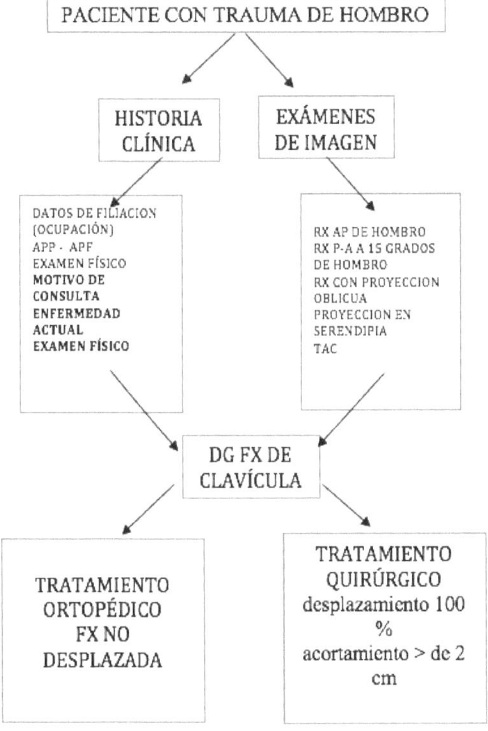

1.Rockwood & Green´s, Bucholz Robert W M.D., Fracturas en el Adulto, 5ta ed. Vol 1, Philadelphia: Lippincott-Raven; CAP. 26, 1041, 1078.

2.Salinas, B.A. y Sangoquiza, E.A. (2015). Prevalencia de fracturas según ubicación en conductores acompañantes y victimas hombres y mujeres involucrados en accidentes de tránsito atendidos en la emergencia del Hospital General Enrique Garcés de la Ciudad de Quito en el periodo enero-diciembre 2013, Tesis de titulación, Universidad Central del Ecuador, http://www.dspace.uce.ec/handle/25000/6739

3.M. Ropars, H.Thomazeau,D, (2016), Clavicle fractures, Review article. Huten Service de chirurgie orthopédique, CHU de Rennes, Pontchaillou University http://dx.doi.org/10.1016/j.otsr.2016.11.007

4.Claire K. Sandstrom1 & Joel A. Gross1 & Stephen A. Kennedy, 2018, Distal clavicle fracture radiography and treatment American Society of Emergency Radiology 2018.

5.Perrone JM, Petrucelli E, Balmaceda M, Sarmiento H, Belluschi G, Ferrando A, Andreozzi R. (2019), Fractura de clavícula: Técnica mínimamente invasiva. Rev Asoc Argent, Ortop Traumatol;84(1):35-45. http://dx.doi.org/10.15417/issn. 1852-7434.2019.84.1.737

6.Domínguez Gasca Luis Gerardo, Orozco Villaseñor Sergio Luis, (2017), Guía de Referencia Rápida, Tratamiento de la Fractura de Clavícula en el adulto, Guía de Práctica Clínica GPC, Catálogo maestro de guías de práctica clínica: IMSS-584-12,Frecuencia y tipos de fracturas clasificadas por la Asociación para el Estudio de la Osteosíntesis en el Hospital General de León durante un año, Volumen 15, No. 4

7.Ávila Lafuente José Luis, Santos Moros Marco, Oscar Jacobo Edo, García-Polín López Cristina, García Rodríguez Carmen, 2015, Fracturas de clavícula distal, Unidad de Miembro Superior, Servicio de Traumatología, Hospital MAZ, Zaragoza, http://dx.doi.org/10.1016/j.reaca.2015.06.012, 2386-3129.

8.Rouviere Henri, Delmas André, (2005), Anatomía humana, descriptiva, topográfica y funcional, El sevier Masson. 11ava edición, tomo 3, pgnas: 3,6.

9.https://www.mayoclinic.org/es-es/diseases-conditions/broken-collarbone/symptoms-causes/syc-20370311

10.Bartolomé L. ALLENDE, 2001, Lesiones metastásicas de los huesos largos, Sanatorio Allende, Córdoba, Rev. Asoc. Arg. Ortop. y Traumatol. Vol. 67, № 3, págs. 161-165, ISSN 1515-1786

11.Carvajal-Escobar MD, Gómez-Londoño C, Borja-Gómez W, Sepúlveda-Gallego, 2016, Fracturas diafisiarias de la clavícula: revisión de la evidencia publicada. Revista Biosalud; 15(1):87-97. DOI: 10.17151/biosa.2016.15.1.10

12.Morales-Villanueva J, Tamayo-Pacho F, Pineda-Castro OP, 2018, Fracturas complejas del tercio lateral de la clavícula, Hospital General Xoco, Acta Ortopédica Mexicana, www.medigraphic.org.mx.

13.Rockwood and Matsen ,1990, The Shoulder, 367-412, Edited by, W B Saunders and Col.

14.De Lima Figueiredo Gustavo Santiago *, Sugawara Tamaoki Marcel Jun, Dragone Bruno, Artur Yudi Utino, Nicola Archetti Netto, Matsumoto Marcelo Hide and Matsunaga Fábio Teruo, Figueiredo et al, (2015), Correlation of the degree of clavicle shortening after non-surgical treatment of midshaft fractures with upper limb function,. BMC Musculoskeletal Disorders , DOI 10.1186/s12891-015-0585-3

15.Liu GD, Tong SL, Ou S, Zhou LS, Fei J, Nan GX, Gu JW., 2015, Operative versus non-operative treatment, for clavicle fracture: a meta-analysis. Int Orthop; 37(8):1495-1500.

16.Miranda Buenaño, Fernando Javier Noboa Luna, Rodrigo Sergio, 2016, Tesis: Aplicación de la escala funcional disabilities of arm, shoulder and hand (dash) para evaluar tratamiento conservador en fracturas del tercio medio de clavícula, URI: http://repositorio.puce.edu.ec/handle/22000/12608

17.Caballero Angulo José Antonio, Rosales Varo Antonio Pablo, Cuadros Romero Miguel, 2016, TESIS: Comparación de distintas técnicas quirúrgicas en fracturas inestables del tercio distal de clavícula, Universidad Internacional de Andalucía

18.Ahrens Philip M., FRCS(Tr&Orth), Garlick Nicholas I., FRCS(Tr&Orth), Barber Julie, PhD, Tims Emily M. (2017). The Clavicle Trial, A Multicenter Randomized Controlled Trial Comparing Operativewith Nonoperative Treatment of Displaced Midshaft Clavicle Fractures, 99(16), 1345–1354, DOI: 10.2106/JBJS.16.01112.

19.Carvajal-Escobar MD, Gómez-Londoño C, Borja-Gómez W, Sepúlveda-Gallego LE. (2016). Fracturas diafisiarias de la clavícula: revisión de la evidencia publicada. Revista Biosalud, 15(1):87-97. DOI: 10.17151/biosa.2016.15.1.10

20.Souza Neydson André Solposto Marques de et al., 2018, Displaced midshaft clavicle fracture in athletes - should we operate?. vol.53, n.2 pp.171-175. ISSN 1982-4378. https://doi.org/10.1016/j.rboe.2018.02.002.

21.Pérez Ferrás, Elieser, Lastra Barazal, Armando, & Chacón Ramos, Miguel Alberto. (2017). Fractura bilateral de clavícula. Medicentro Electrónica, 21(3), 263-267.

22.Renbin Li, MSa,,1, Tie Ke, MSb,1, Shengren Xiong, MSa, Guosheng Xiong, MSa, Zheng Lin, MDc, Fengfei Lin, BSa, 2019, Comparison of the effectiveness of oblique and transverse incisions in the treatment of fractures of the middle and outer third of the clavicle, https://doi.org/10.1016/j.jse.2019.03.021

CAPÍTULO 5

Evelyn Ella Sotomayor Akopyan
Luxación Glenohumeral

Introducción

La luxación glenohumeral o generalmente conocida como "luxación de hombro" es una lesión muy común en la población ecuatoriana, sobre todo en atletas y personas activas físicamente. Se ha demostrado que cumple el 50% de todas las luxaciones articulares importantes. La edad predominante de los pacientes en los que se presenta esta lesión es de 18-40 años de edad. En el Ecuador y a nivel de Latinoamérica, pocos son los estudios, a nivel latinoamericano, que determinan cifras y aproximaciones estadísticas acerca del problema.

Las complicaciones posteriores a la luxación de hombro pueden variar en estructura anatómica y gravedad dependiendo del reconocimiento, diagnóstico y tratamiento precoz. Tales complicaciones pueden causar un gran impacto en la calidad de vida de los pacientes, es por eso que existen varios tipos de tratamiento dependiendo de la etiología del problema. (Redacción propia del autor)

Anatomía del hombro

La articulación glenohumeral es una de las articulaciones que con mayor frecuencia resulta lesionada, las estructuras por las que está formada, la vuelve propensa a la inestabilidad. A continuación, veremos un breve repaso de la anatomía de esta articulación.

En la Anatomía de Latarjert se describe que:

El hombro es el conjunto de partes blandas que rodean el esqueleto del cíngulo pectoral (Clavícula y escapula) y la extremidad superior del humero. Se considera que tiene:

- Una saliente lateral: el hombro
- Una región posterior o escapular
- Una región anterior o pectoral
- Una depresión profunda situada entre la raíz del brazo y el tórax: la fosa axilar.

Complementando, el hombro es una articulación en forma de esfera, la cual esta formada por la cabeza humeral y la cavidad glenoidea del omoplato. (Latarjet, 1999, págs. 546-553)

Los componentes anatómicos son:
a) Capsula articular: saco delgado y laxo que envuelve por completo la articulación. Se extiende desde la cavidad glenoidea hasta el cuello anatómico del humero. Su parte inferior es la más débil.
b) Ligamento coracohumeral: ligamento ancho y resistente que fortalece la parte superior de la capsula articular y va desde la apófisis coracoides del omoplato hasta el troquiter humeral.
c) Ligamento glenohumeral: tres engrosamientos de la capsula articular sobre la cara anterior de la articulación. Abarcan desde la cavidad glenoidea hasta el troquin y cuello anatómico del humero. Es frecuente que no sea posible distinguirlos o que estén ausentes y solo aporten resistencia mínima.
d) Ligamento humeral transverso: conjunto de fascículos que se extienden del troquin al troquiter, sobre la corredera bicipital.
e) Rodete glenoideo: banda angosta de fibrocartílago en el borde de la cavidad glenoidea, que la profundiza y agranda un poco.
f) Articulación del hombro tiene 4 bolsas sinoviales: subescapular, subdeltoidea, subacromial, y subcoracoidea.

Los movimientos de esta articulación son la flexión, extensión, abducción, aducción, rotación interna y externa y circunducción del brazo. (Tortora, 1996, págs. 258-259)

En el cuerpo humano, la articulación del hombro tiene mayor libertad de movimiento que cualquier articulación. Esto se debe a la laxitud de la capsula articular y la poca profundidad de la cavidad glenoidea en relación con el gran tamaño de la cabeza humeral.

Aunque los ligamentos de a articulación del hombro hasta cierto punto, gran parte de su resistencia se deriva de los músculos que la rodean, en especial los músculos del manguito rotador del hombro. Estos (supraespinoso, infraespinoso, redondo menor y subescapular) unen el omoplato con el humero. Los tendones de estos músculos, que se denominan conjuntamente rotador del hombro, rodean la articulación (excepto en su porción inferior) y se fusionan con la capsula articular. Es un grupo de músculos que mantienen la cabeza a del humero dentro de la cavidad glenoidea. (Tortora, 1996, págs. 258-259)

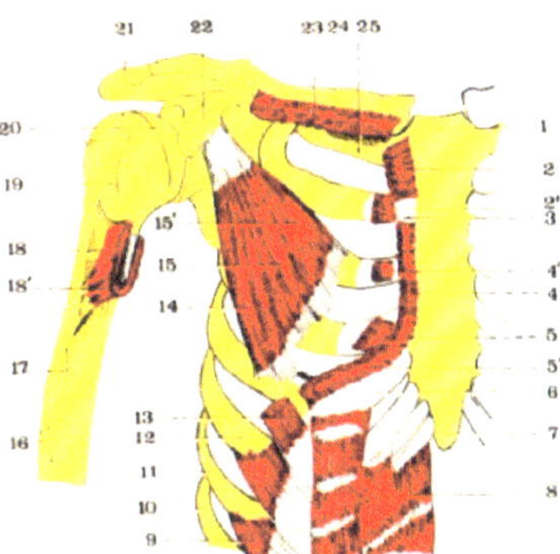

Fig. 556. *Musculo pectoral menor, vista esquemática.* 1. esternón. 2 y 2'. porción esternocondral superior de musculo pectoral mayor. 3. 2° cartílago costal. 4 y 4'. porción esternocondral inferior del musculo pectoral mayor. 5 y 5'. porción condral del pectoral mayor. 6. 5° cartílago. 7. proceso [apéndice] xifoideo. 8. musculo recto [anterior] del abdomen. 9. musculo oblicuo externo [mayor] del abdomen. 10. 8ª costilla. 11. 7ª costilla. 12. 6ª costilla. 13. fascículo abdominal del pectoral mayor. 14. fascículos del musculo pectoral menor para la 5ª costilla. 15 y 15'. fascículos del musculo pectoral menor para la 4ª y 3ª costillas y 3er espacio intercostal. 16. impresión deltoidea en el humero. 17. humero. 18 y 18'. fascículos superficial y profundo del tendón del pectoral mayor. 19. surco intertubercular [corredera bicipital]. 20. cabeza humeral. 21. acromion; 22. proceso [apófisis] coracoideo. 23. porción clavicular del musculo pectoral mayor. 24. clavícula. y 25. 1ª costilla y 1er cartílago.

Tomado de Anatomía de Latarjet, 1999

Etiología

La etiología de luxación de hombro se divide en dos grandes grupos: traumáticas y atraumáticas. (Sherman, uptodate, 2020) Véase en la tabla 1.

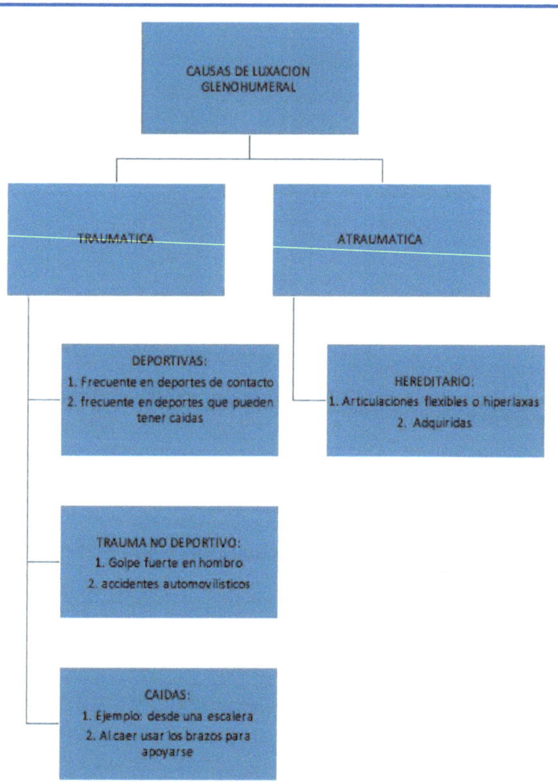

Tabla 1 (Fuente propia del autor)

Clasificación de la luxación glenohumeral (Sherman, uptodate, 2020)

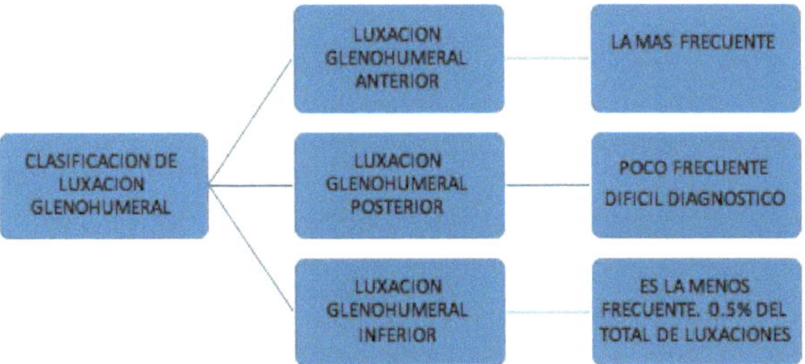

Fuente propia del autor

Diagnóstico

Los pacientes que acuden con sospecha de luxación glenohumeral deben ser sometidos a un examen físico completo y en la mayoría de los casos estudios radiológicos complementarios para tener certeza total sobre el cuadro.

a) Luxación glenohumeral anterior:
- Dentro del mecanismo de lesión, encontramos que este tipo de luxación, se produce generalmente por una caída o un golpe. En el golpe el brazo esta abducido, rotado externamente y extendido, mientras que, en la caída el brazo suele estar extendido.
- En el examen físico se observa el brazo esta ligeramente abducido y rotado externamente. El paciente presenta dolor y resistencia ante cualquier movimiento. En individuos de contextura delgada el acromion esta prominente. Es necesario realizar un examen neurovascular enfocándose en los pulsos distales y la funcionalidad del nervio axilar.
- Radiología: una radiografía simple confirma el diagnóstico. Varios galenos suelen solicitar una radiografía pre y post reducción para constatar que no existan fracturas involucradas en el caso, de encontrar fractura se contraindica la reducción, ya que esta puede desplazarse y causar mayor daño terminando en necrosis avascular de la cabeza humeral.

Las radiografías solicitadas incluyen: anteroposterior del hombro, proyección axilar y proyección escapular "Y". normalmente con la proyección anteroposterior es suficiente ya que se observa la cabeza del humero dislocada en una posición subcoracoidea. En la vista axilar podemos diferenciar una luxación verdadera en caso de que no sea clara con la proyección anteroposterior.

La tomografía computarizada no esta indicada, salvo que no se puede determinar exactamente la ubicación de la cabeza humeral.

La ecografía se puede utilizar bajo criterio médico, sin embargo, puede tener menos precisión por lo que no es imprescindible.

b) Luxación glenohumeral posterior:
  • El mecanismo de lesión se da por un golpe en la porción anterior del hombro, el brazo se encuentra abducido y rotado internamente, otro mecanismo es la contracción muscular violenta debido a electrocución o convulsión.
  • En el examen físico se observa a la porción posterior del hombro prominente y aplanada en su porción anterior, en este tipo de luxaciones el proceso coracoideo parece prominente. El paciente presenta dolor y resistencia a la rotación externa.
  • Radiología: la radiografía anteroposterior suele ser de utilidad ya que presenta signos específicos de este tipo de luxación, se observa el signo de la bombilla que consiste en la rotación interna de la cabeza humeral. También se observa el signo del borde que hace referencia a la distancia que existe entre la cabeza humeral hasta el borde glenoideo anterior. Por último, encontramos el signo de la línea del canal al verse dos líneas paralelas de hueso cortical en la corteza medial de la cabeza humeral.

c) Luxación glenohumeral inferior:
  • El mecanismo de lesión se da cuando hay una hiper abducción forzada del brazo.
  • En el examen físico observamos que el paciente con este tipo de lesión, se encuentra con su brazo afectado encima de su cabeza y se resiste a la aducción y su antebrazo se encuentra pronado.

En este tipo de lesión un gran porcentaje de los pacientes presentara algún grado de lesión o disfunción neurológica con resolución espontanea del mismo posterior a la reducción. También se encuentra comúnmente roturas del manguito rotador acompañando a este cuadro.

• Radiología: en la radiografía simple se observa que la cabeza del humero se encuentra por debajo de la coracoides. Al no ser común este tipo de luxación, no se encuentra mayor beneficio en otro tipo de estudios de imagen. (Sherman, uptodate, 2020)

Tratamiento
• Reducción
  •Lo primero que se debe tomar en cuenta es darle al paciente una explicación detallada sobre el caso y el procedimiento que se utilizara, de ser posible obtener un consentimiento informado en donde consten complicaciones y riesgos al realizar la maniobra.
  •Se debe proporcionar al paciente de la analgesia y sedación necesaria para llevar a cabo el procedimiento, teniendo en cuenta el beneficio de cada uno de los medicamentos a utilizar.
  •Dentro de los materiales que se requieren están las pesas, aproximadamente de 10 a 15 libras, sabanas, y un equipo de manejo que este listo en caso de requerir sedación y asistencia.
  •Como médicos generales debemos estabilizar la articulación, calmar el dolor, e inmediatamente llamar al especialista, para que sea quien se encargue del tratamiento final del paciente.

• Técnicas de Reducción:
TECNICAS DE REDUCCION DE LUXACION GLENOHUMERAL ANTERIOR:
  •Manipulación escapular: es una técnica aceptada por el paciente, bien tolerada, para el personal médico es fácil, segura y rápida, el mecanismo consiste en la rotación de la escapula para desacoplar la cabeza humeral de la glenoides y permitir que la misma se reduzca. Esta técnica tiene del 80 al 100 % de éxito. Dura entre 1 a 5 minutos, siendo la analgesia previa un pilar fundamental para esta técnica. La posición del paciente puede ser vertical u horizontal. (Sherman, uptodate, 2020)

- Técnica Vertical: esta técnica se realiza colocando la cabecera de la cama a 90 grados, haciendo que el paciente cuelgue sus piernas y descansando su hombro sano contra la cama. El medico se coloca detrás del paciente, y debe ubicar la escapula, posteriormente se empuja simultáneamente la punta medialmente y el acromion hacia abajo con los pulgares, girando la escapula. Mientras tanto, el ayudante realiza una tracción hacia adelante y hacia abajo del brazo. Esta tracción aumenta las tasas de éxito de esta maniobra.
- Técnica de Rotación externa: es un método seguro, que no ha reportado complicaciones. El paciente se acuesta boca arriba con el codo afectado flexionado, se realiza una rotación externa forzada, mientras se abduce la extremidad, logrando así la reducción exitosa.

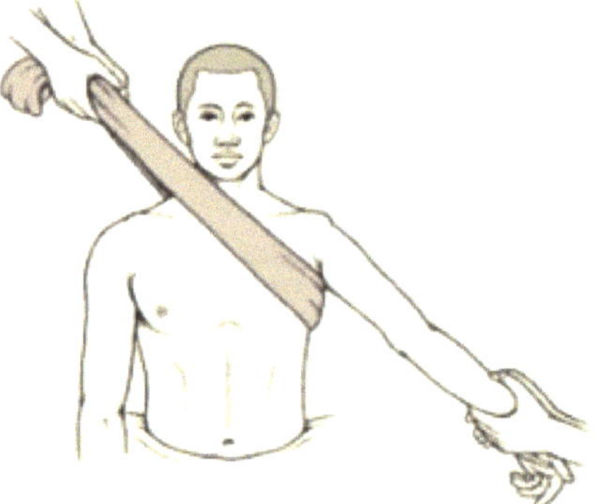

Ejemplo de Técnica de Reducción Anterior
Tomado de: https://www.msdmanuals.com/es-cr/professional/lesiones-y-envenenamientos/luxaciones/luxaciónes-del-hombro

TECNICAS DE REDUCCION DE LUXACION GLENOHUMERAL POSTERIOR:

- Reducción de la luxación glenohumeral posterior: se recomienda que sea en quirófano por medio de una reducción cerrada bajo anestesia. Se utiliza una técnica similar a la de tracción-contratracción, colocando la presión directa sobre la cara posterior de la cabeza humeral dislocada, la misma que es dirigida hacia adelante. Posterior a la reducción, se inmoviliza el brazo en posición anatómica.

TECNICAS DE REDUCCION DE LUXACION GLENOHUMERAL INFERIOR:

Reducción de la luxación glenohumeral inferior: consiste en la contratracción de tracción del humero abducido. La abducción del brazo afectado corrige la luxación. También se recomienda la reducción cerrada en quirófano. (Sherman, Uptodate, 2020).

Complicaciones

Las complicaciones se detallan en el siguiente esquema: . (Sherman, Uptodate, 2020).

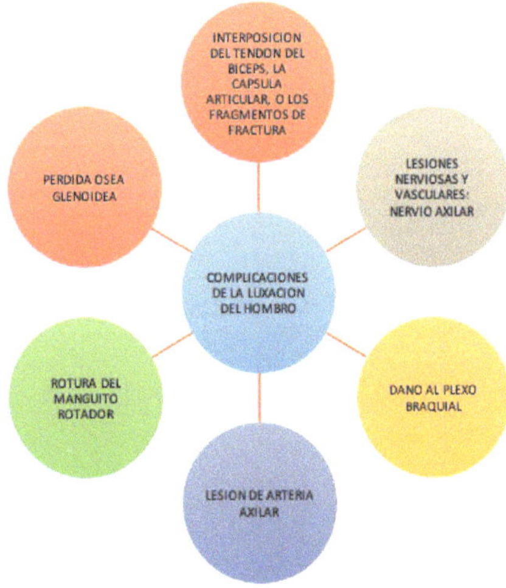

(Fuente propia del autor)

Cuidados posteriores a la reducción:
Es recomendable la inmovilización de la articulación luxada posterior a la reducción de la misma, en la actualidad no se define una postura exacta, sin embargo, se recomienda inmovilizar la articulación de la forma tradicional, que consiste en flexionar el codo manteniendo rotación interna, fijando con una venda o cabestrillo, el brazo afectado. En pacientes menores de 30 años se recomienda la inmovilización durante 3 semanas. Y en pacientes mayores a 30 años se recomienda un periodo de tiempo mas corto.

También se recomienda la fisioterapia, un programa de ejercicios sutiles y constantes durante las primeras tres semanas, evitándose la abducción y rotación, posterior a este tiempo, se recomienda ejercicios con asistencia de un fisioterapista que, mediante movimientos pasivos, logre aumentar el rango de movimientos. A las 12 semanas el paciente puede retornar de forma discreta y a tolerancia al deporte, y a la semana 16 podría retomar su actividad normal. . (Sherman, Uptodate, 2020).

1.Gil, J. A., DeFroda, S., & Owens, B. D. (2017). Current Concepts in the Diagnosis and Management of Traumatic, Anterior Glenohumeral Subluxations. Orthopaedic Journal of Sports Medicine, 5(3), 1-6. https://doi.org/10.1177/2325967117694338

2.Jiménez, I., Marcos-García, A., Medina, J., Caballero, J., & Muratore Moreno, G. (2016). Técnica de Bristow-Latarjet en la inestabilidad glenohumeral anterior. [Bristow-Latarjet Technique in the Treatment of Anterior Shoulder Instability.]. Revista de la Asociación Argentina de Ortopedia y Traumatología, 81(1), 47. https://doi.org/10.15417/555

3.Cantú-Morales D, López-Muñoz R. Inestabilidad glenohumeral anterior en deportistas. Ortho-tips. 2016;12(3):127-136.

4.Wang, S. I. (2018). Management of the First-time Traumatic Anterior Shoulder Dislocation. Clinics in Shoulder and Elbow, 21(3), 169-175. https://doi.org/10.5397/cise.2018.21.3.169

5.Christofi, T., Kallis, A., Raptis, D. A., Rowland, M., & Ryan, J. (2007). Management of shoulder dislocations. Trauma, 9(1), 39-46. https://doi.org/10.1177/1460408607083962

6.Jacobs, R. C., Meredyth, N. A., & Michelson, J. D. (2015). Posterior shoulder dislocations. BMJ, 350(jan28 2), h75. https://doi.org/10.1136/bmj.h75

7.Shields, D. W., Jefferies, J. G., Brooksbank, A. J., Millar, N., & Jenkins, P. J. (2018). Epidemiology of glenohumeral dislocation and subsequent instability in an urban population. Journal of Shoulder and Elbow Surgery, 27(2), 189-195. https://doi.org/10.1016/j.jse.2017.09.006

8.Figueiredo, A., Pinto, A., Corte-Real, L., Alegre, C., Cabral, R., & Fonseca, F. (2018). Posterior fracture-dislocation of the shoulder: an often unrecognized traumatic injury. Orthopedics, Traumatology and Sports Medicine International Journal, 1(1), 8-11. https://doi.org/10.30881/otsmij.00003

9.Youm, T., Takemoto, R., & Park, B. K.-H. (2014). Acute Management of Shoulder Dislocations. Journal of the American Academy of Orthopaedic Surgeons, 22(12), 761-771. https://doi.org/10.5435/jaaos-22-12-761

10.Alkaduhimi, H., van der Linde, J. A., Willigenburg, N. W., van Deurzen, D. F. P., & van den Bekerom, M. P. J. (2017). A systematic comparison of the closed shoulder reduction techniques. Archives of Orthopaedic and Trauma Surgery, 137(5), 589-599. https://doi.org/10.1007/s00402-017-2648-4

11. Sherman, S. C. (2020, 8 mayo). Shoulder dislocation and reduction. UptoDate. https://www.uptodate.com/contents/shoulder-dislocation-and-reduction?search=luxacion%20de%20hombro&source=search_result&selectedTitle=1~42&usage_type=default&display_rank=1

12.Liard, A. R., & Latarjet, M. (2006). Anatomía humana (4.a ed., Vol. 1). Editorial Médica Panamericana.

13.Tortora, G. J., & Kathleen Schmidt Prezbindowski. (1996). Learning Guide for Tortora and Grabowski (Revisado ed., Vol. 4). Macmillan Publishers.

CAPÍTULO 6

Gabriela José Urquizo Becerra
Fracturas del Húmero

Introducción

El húmero es un hueso largo que forma parte del esqueleto apendicular superior y que está ubicado exactamente en la región del brazo. Se articula a superior con la escápula, formando la articulación del hombro o glenohumeral, y en la parte distal con el cúbito y el radio, para formar la articulación del codo.

Las fracturas del húmero son comunes en todos los grupos de edad, sin embargo, se presentan con mayor frecuencia en adultos jóvenes y ancianos, estas fracturas se clasifican de acuerdo con el segmento del húmero implicado (Swiontkowski & Arendt, 2009). Aproximadamente el 85% de las fracturas del húmero no desplazan al hueso de su posición anatómica, por lo que pueden ser tratadas sin intervención ortopédica quirúrgica (Aronson, A, & Srivastava, 2009) y corresponden entre el 5 y 8% de todas las fracturas que afectan a la extremidad superior, y más concretamente las fracturas del segmento diafisario del húmero que corresponden al 3% del global de fracturas en los huesos largos. (ND, 2015)

Debido a que el abordaje, la clasificación, el diagnóstico y el tratamiento son distintos para cada segmento, a continuación se abordará cada uno por separado.

Fractura del húmero proximal

Las fracturas del extremo superior del húmero se limitan a las localizadas por encima de la inserción del borde superior del pectoral mayor y representan el 5 a 6% de todas las fracturas que ocurren en los adultos, de estos se reporta un índice elevado de casos en personas ancianas, ya que sumado a la causa más frecuente como son las caídas con baja energía; esta también la densidad ósea disminuida, factores que ubican a estos pacientes como vulnerables de padecer patologías de este tipo, razón por la cual cada vez se conoce más acerca de su manejo, ya sea quirúrgico o no quirúrgico; por lo antes mencionado las fracturas del segmento proximal del húmero; continúan teniendo considerable relevancia en la literatura. (Pencle & Varcallo, Proximal Humerus Fracture, 2020)

La causa más común de fracturas de húmero proximal son caídas de su propia altura, seguida por accidentes automovilísticos siendo esta última la causa más frecuente en adultos jóvenes. Las mujeres se afectan 2,5 veces más que los varones. Estas junto con otras como las de la muñeca, son indicio de una osteoporosis y, a veces, predictivas de la aparición de una nueva fractura patológica. (C, A, & CJ, 2004). Otros mecanismos adicionales incluyen violentas contracciones musculares por convulsiones, electrocución, y los traumatismos relacionados con el atletismo. Cabe mencionar que la mayoría de las fracturas de húmero proximal son cerradas. (Aronson, A, & Srivastava, 2009)

Diagnostico

Un gran número de pacientes, acuden a consulta por la aparición de una impotencia funcional que sobreviene después de una caída, síntoma que causa dolor en hombro, principal síntoma referido por los pacientes, sin embargo hay varios síntomas que puede experimentar una persona con fractura del segmento proximal del húmero, como: (K, J, L, & P, 2010)
- Dolor, tumefacción, incapacidad funcional, actitud antiálgica.
- Hematoma en brazo y cara anterior del tórax (hematoma de Hennequin).
    - Aparece a las 48 horas.
    - Se debe informar al paciente de esta posibilidad.
- Dolor a la palpación y movilización pasiva.
- Es indispensable realizar una exploración neurovascular detallada, comprobando pulsos periféricos e interrogando al paciente sobre la aparición o no de parestesias y pérdida de la sensibilidad en la porción distal del miembro.
- El nervio que más frecuentemente se lesiona es el axilar, debiendo comprobarse la sensibilidad en la región deltoidea (zona de la insignia) y la actividad o debilidad del deltoides y del redondo menor (generalmente difícil por el dolor). (C, A, & CJ, 2004)

Diagnóstico Clínico

El diagnóstico de una fractura con una evolución menor a las 3 semanas desde ocurrido el evento representa pocos inconvenientes a la hora de su calificación. Sin embargo, la detección de lesiones asociadas, sobre todo neurológicas, es fundamental en términos de tratamiento y de aspectos médico legales.

En relación a los hallazgos clínicos a la exploración es común encontrar edema, limitación de los arcos de movilidad, evidente hematoma toracobraquial de rápida evolución; al contrario de la equimosis toracobraquial de Hennequin que tiene lugar luego de 24 a 48 horas y la actitud de la extremidad. (A & D, 2010). En cuanto a las estructuras nerviosas y vasculares, es importante realizar una exploración exhaustiva; debido a las frecuentes lesiones a este nivel, al realizar esta investigación se deben comprobar pulsos, indagar acerca de la aparición de parestesias y pérdida de la sensibilidad; principalmente en la porción distal del miembro, de encontrar alguno de estos signos podemos pensar en una lesión a nivel del nervio axilar. (A & D, 2010)

Exámenes complementarios
 • Radiografía (Rx): AP y lateral real en el plano de la escápula (Grashey) y proyección axial o en Y de escápula. (A & D, 2010)
 • TAC:
   • Indicada en fracturas de más de dos fragmentos.
   • Permite la correcta interpretación y clasificación de fracturas de patrón complejo.
   • Resulta útil para descartar una posible luxación glenohumeral asociada y para una correcta planificación preoperatoria. (A & D, 2010)

Clasificación
Una clasificación que nos permite describir la fractura, orientar el tratamiento y evaluar el riesgo de necrosis, es considerada como buena ya que aborda parámetros importantes para dirigir la terapéutica y el tipo de resolución que se dará a la fractura. Con este fin se han creado varias clasificaciones en función de la localización de los trazos de fractura, el número de partes, el desplazamiento y la asociación o no a una luxación glenohumeral. Actualmente las clasificaciones tienen una tendencia especialmente mecanicista que enfoca de manera imperante el desplazamiento de las partes, estas clasificaciones influyen tanto en el tratamiento, como la estrategia quirúrgica (reducción y osteosíntesis) y el pronóstico.

La clasificación más manejada y la que vamos a utilizar para las fracturas de este segmento es la de Neer, la cual divide las fracturas del húmero proximal en 6 grupos. (Villa, Fernandes, Luque-Merino, Nogales-Asencio, & Mancera-Avila, 2020)

Tratamiento
Para optar por un tratamiento ortopédico o quirúrgico, se debe tomar en cuenta los siguientes aspectos: el desplazamiento de la fractura, el tipo de paciente y los resultados de los tratamientos conservadores.

Desplazamiento: El grupo I de la clasificación de Neer, corresponde a las fracturas no desplazadas, es decir que ningún fragmento presentaba un desplazamiento angular mayor a 45° o uno lineal de más de 1 cm. Después, este criterio fue puesto en tela de juicio. El desplazamiento tolerable de las tuberosidades es más bien de 0,5 cm y los desplazamientos angulares deben ser inferiores a 20°, sobre todo en varo. (ND, 2015)

Tratamiento conservador: el tratamiento quirúrgico supone lógicamente un mayor riesgo, el análisis de Foruria es uno de los más interesantes y útiles, pues proporciona al cirujano los resultados que puede esperar de un tratamiento ortopédico en función del desplazamiento. Así, las impactaciones en valgo producen malos resultados y las posteromediales, mal resultado si la distancia acromiohumeral está reducida, mientras que las fracturas aisladas del tubérculo mayor dan mal resultado en caso de un desplazamiento medial hasta la altura de la interlínea. (AM, MM, DR, L, & J, 2011)

Elección del tratamiento quirúrgico: osteosíntesis o prótesis
Para elegir entre estas opciones de tratamiento se debe considerar; la edad del paciente y el riesgo de necrosis. Si existe riesgo de osteonecrosis, se debe optar como tratamiento una artroplastia y si es reductible una osteosíntesis, siendo esta última la más adecuada en pacientes mayores de 60 años debido a que la anatomía se reconstruirá lo más perfectamente posible garantizando de esta manera una mejor funcionalidad en caso de necrosis y una reintervención más fácil mediante artroplastia con la esperanza de un resultado favorable, a pesar de que el riesgo de osteonecrosis sea considerable. (C, O, & C, 2001)

Si la reconstrucción anatómica no es posible, la mejor opción es una artroplastia a excepción del paciente anciano (>75 años), con bajo riesgo de necrosis pero con mala calidad ósea o una conminución de tal extensión que dificulte la osteosíntesis, puede indicarse la artroplastia. (P, C, G, SG, A, & R, 2001)

Elección del tipo de osteosíntesis
Osteosurtura: Está indicada en las fracturas aisladas de las tuberosidades o como complemento de otros tipos de osteosíntesis. (Boileau P & AlamiG, 2011)
Osteosíntesis percutánea: Consiste en el enclavado en haz a distancia, de elección principalmente en las fracturas del cuello quirúrgico, o en la colocación de clavos o tornillos percutáneos. (Boileau P & AlamiG, 2011)
Placas: Los montajes suelen ser más estables, de utilidad en pacientes jóvenes, debido a su buena reserva ósea. (Boileau P & AlamiG, 2011)
Clavos centromedulares: Es la osteosíntesis que mejor resiste las compresiones en flexión, sobre todo en caso de conminución medial. (Boileau P & AlamiG, 2011)
Elección del tipo de prótesis
Este tratamiento cuenta con dos opciones: la hemiartroplastia con prótesis anatómica y la artroplastia total invertida.
Hemiartroplastia: El resultado funcional de las artroplastias anatómicas depende del estado del manguito de los rotadores, la consolidación de las tuberosidades en posición anatómica y la ubicación del implante. (JJ, GM, PG, T, A, & P, 2003)
La hemiartroplastia es eficaz sobre el dolor y, en las fracturas con alto riesgo de necrosis, produce resultados significativamente mejores que la osteosíntesis o que el tratamiento ortopédico sin embargo los resultados en cuanto a la funcionalidad son variables y no muy favorables para adultos (>75 años). (JJ, GM, PG, T, A, & P, 2003)
Artroplastia de flujo reverso: Está indicada en la omartrosis con ruptura masiva del manguito de los rotadores, también tiene sus indicaciones y es preferible para adultos (>75 años) por sus resultados favorables en esta población. (T, A, L, & P, 2007)

Etapa postoperatoria

Si la fractura que ha sido intervenida; se trata de una no desplazada o estable, la recuperación con la rehabilitación inmediata es mejor que con la movilización diferida (movilización pendular y pasiva durante las primeras 3 semanas), seguida de movilización a tolerancia y finalmente reanudación progresiva de un trabajo activo. Si la rehabilitación es diferida, antes de iniciar el trabajo activo hay que asegurarse de que la fractura este consolidada por lo que debe realizarse el control radiológico respectivo y evidenciar que no exista desplazamiento secundario, debe inmovilizarse al paciente el periodo que sea necesario con la finalidad de obtener una buena posición anatómica. (I, C, M, Q, P, & SP, 2007)

La mayoría de los autores concluyen que la recuperación se produce en un período de 6-12 meses. (I, C, M, Q, P, & SP, 2007)

Fracturas de la Diáfisis del Húmero

Las fracturas diafisarias son lesiones muy comunes, el 20% de las lesiones de este segmento del brazo reporta una incidencia de 13 por cada 100.000 habitantes; según un registro suizo. (Bergdahl C. Ekholm C, 2016) Además, se hace énfasis en que la mayoría de pacientes afectadas son mujeres con una edad media de 67 años, cabe mencionar que entre las causas más comunes están, las caídas de su propia altura y accidentes de gran impacto o secundarias a patologías que impliquen el desgaste del hueso; como la osteoporosis, esta última sobre todo en adultos mayores, sin dejar de lado traumatismos directos que llevan al desarrollo de fracturas transversales o conminutos, o traumatismos indirectos que dan lugar al desarrollo de fracturas espiroideas u oblicuas largas o fracturas por sobrecarga que tienen lugar por realizar maniobras repetidas de lanzamiento o armado de brazo o por condiciones patológicas como mielomas, metástasis entre otras condiciones, se debe destacar que en la mayoría de casos estas fracturas cursan con poco o ningún desplazamiento, a pesar de esto uno de los retos más grandes a la hora de tratar estas fracturas; es que corren el riesgo de retraso en la consolidación a pesar de esto se puede optar por un tratamiento ortopédico con un resultado final adecuado, por otro lado la osteosíntesis se reserva para las fracturas abiertas, politraumatizados, fracturas múltiples y para los que es imposible conseguir una alineación adecuada con una inmovilización simple. (M, Palumbo, B, J, J, & M, 2011)

Clasificación y Tipos De Fractura

La clasificación de la AO (Arbeitsgemeinschaft für Osteosynthesefragen), diferencia tres tipos de fracturas: simples (tipo A), en cuña (tipo B) y complejas (tipo C). Cada grupo se subdivide a su vez en tres subgrupos: A1, A2 y A3 que corresponden a las fracturas simples espiroideas, oblicuas o trasnversales respectivamente. En el tipo B se distingue los subgrupos Bi1, B2 y B3 para las fracturas en cuña o de torsión entera, fracturas en cuña de flexión entera y fracturas en cuña de flexión fragmentada respectivamente. Mientras que las fracturas complejas se subdividen en C1 o fracturas conminutas espiroideas, C2 o fracturas bifocales y C3 o fracturas conminutas no espiroideas. (MuianS, KochP, llerME, & Nazar, 1987)

La fractura de Holstein Lewis es una fractura espiroidea en la unión de los tercios medio e inferior de la diáfisis del húmero que en el 22 % de los casos se asocia a paresia en el área del nervio radial. (MuianS, KochP, llerME, & Nazar, 1987)

Diagnostico

Al igual que la fractura de segmento proximal, los hallazgos en cuanto a signos y síntomas son casi los mismos: dolor, impotencia funcional, movilidad anormal, deformación del contorno del brazo, alteración de los ejes. El nivel en el que ocurre la fractura, en relación con los puntos de inserción muscular, es determinante al momento de evaluar si existe desplazamiento de los fragmentos. (Bercik MJ, 2012)

Como complicaciones a corto plazo se describen la exposición cutánea (1 – 3%), la parálisis del nervio radial; lesión nerviosa frecuente que se encuentra asociada a la fractura de los huesos largos (11.8% de los casos) y con menor frecuencia las lesiones de los nervios mediano y cubital. (Bercik MJ, 2012)

Diagnóstico clínico

La anamnesis es uno de los elementos más importantes en la evaluación clínica; pues nos permite tomar en cuenta varias características de los pacientes; y de esta manera enfocarnos en la mejor alternativa terapéutica. (Binder, Gregory, & E.Mamejean, 2018)

Hallazgos propios de un traumatismo como: acortamiento, deformidad del brazo o impotencia funcional, son algunos de los signos que aportan al momento de llegar a un diagnóstico acertado. Es importante evaluar fracturas asociadas y complicaciones cutáneas, vasculares o neurológicas. Además, es fundamental la evaluación de la función sensitiva y motora de los nervios radial, cubital y mediano. (Binder, Gregory, & E.Mamejean, 2018)

Exámenes Complementarios

En cuanto a los exámenes complementarios, la evaluación radiológica debe abarcar las proyecciones anteroposterior y lateral de todo el húmero. En el caso de existir dificultad en la movilización del paciente se recomienda solicitar dos proyecciones ortogonales u oblicuas. El estudio tomográfico no forma parte de la evaluación estándar.   (Binder, Gregory, & E.Mamejean, 2018)

Tratamiento

En cuanto al tratamiento debemos considerar que los principales dispositivos de fijación son el clavo intramedular, la placa atornillada y fijador externo. La complicación más común es la parálisis del nervio radial y la secuela más importante es la pseudoartrosis. (A, PB, Galvin EG, & JG, 1977)

Tratamiento Conservador

Corresponde a la inmovilización de la fractura por el tiempo que dure la consolidación (entre 8 y 12 semanas). El yeso colgante y toracobraquial han caído casi en desuso por el desarrollo de pseudoartrosis. (A, PB, Galvin EG, & JG, 1977)

El vendaje de Dujarier asociada a una férula posicional es la técnica más rigurosa para estabilizar la fractura, este vendaje se puede mantener entre dos y tres meses con controles semanales del grado de tensión en las vendas. (A, PB, Galvin EG, & JG, 1977). La férula de Sarmiento es un dispositivo de inmovilización circular; está formado por dos valvas de yeso o termoplástico que pueden dejar libre la articulación del hombro y el codo, su objetivo es la estabilización de la fractura por medio de las fuerzas de compresión generadas por los tejidos blandos. (A, PB, Galvin EG, & JG, 1977)

En el servicio de emergencias se suele inmovilizar la fractura con una férula posicional y vendaje de Dujarier que luego pueden ser sustituidas por una prótesis de sarmiento. Luego esta ortesis puede ser retirada cuando se observe una consolidación satisfactoria desde el punto de vista clínico y radiológico. En caso de que se produzca un desplazamiento secundario, se deberá considerar realizar osteosíntesis. (A, PB, Galvin EG, & JG, 1977)

Tratamiento Quirúrgico
Enclavado en Haz: Se trata de reducir la fractura mediante maniobras externas y posterior a esto la introducción de agujas de Kirchner de 2 mm, hasta formar un haz que rellene el canal medular. Esta técnica es utilizada en fracturas diafisiarias del tercio medio de trazo transversal u oblicuo corto y sin complicaciones nerviosas. (A, PB, Galvin EG, & JG, 1977)

Enclavado Intramedular: Este tipo de procedimiento puede ser anterógrado o retrogrado, dependiendo del nivel de la fractura y de la experticia del cirujano. (A, PB, Galvin EG, & JG, 1977)

El enclavado intramedular a cielo cerrado es un procedimiento menos invasivo y proporciona mayor estabilidad al húmero. Con un riesgo menor de reincidencia comparado con el uso de placas. En el caso de fracturas proximales se puede realizar un enclavado por vía anterógrada, y en caso de fracturas del tercio distal se puede realizar un enclavado retrogrado. (A, PB, Galvin EG, & JG, 1977)

Entre las complicaciones más comunes está la distracción del foco de la fractura lo que puede dar lugar a pseudoartrosis, líneas de fractura secundarias, ruptura de los tornillos de bloqueo del clavo y dificultad para retirar el montaje. (2.6)

Osteosíntesis a cielo abierto con placas: Si se decide el uso de las placas tradicionales, hay que considerar sus beneficios, permiten la fijación en compresión de las fracturas transversales y son ideales para los pacientes jóvenes tanto desde el punto de vista biomecánico como económico. En los casos de comunicación o de osteoporosis, las placas con tornillos de bloqueos más largas otorgan mayor estabilidad debido a que actúan como fijador interno. (Baltov A, 2014)

En el caso de la osteosíntesis con placa; los resultados son satisfactorios con una tasa de consolidación del 96% en un periodo de 9 a 12 semanas. (Niall DM, Plating of hume- ral shaft fractures–has the pendulum swung back? , 2004)

Fijación externa: Esta técnica es utilizada en casos de que sea necesaria una estabilización rápida en un paciente politraumatizado, y en casos de que se trate de fracturas abiertas y contaminadas. Cabe indicar que se han reportado varias complicaciones con estos dispositivos, entre las más comunes están: infección en el trayecto de un clavo que evoluciona a osteítis, desplazamiento secundario, retraso de la consolidación y pseudoartrosis. El tiempo de la consolidación para este método es de 12 a 16 semanas. (TF & MJ, 1996)

Hay que tomar en cuenta que antes de decidir el tratamiento adecuado para cada paciente, se debe llevar a cabo un análisis del caso de manera individual, poniendo particular interés en el tipo de fractura y la presencia de lesiones asociadas. Considerando que la principal complicación de la fractura del húmero; es la parálisis radial y los hallazgos más relevantes en caso de existir parálisis son: fracturas desplazadas; traumatismos de alta energía, y traumatismos directos, factores que nos orientan a descartar una lesión preoperatoria del nervio radial y así elegir el tipo de osteosíntesis acorde a esta patología. (TF & MJ, 1996)

Fracturas del Segmento Distal del Húmero
Las fracturas del segmento distal del húmero pueden ser extra o intraarticulares. Siendo estas últimas las más complejas, debido a la fragmentación y/o el posible desgaste del hueso. Por tal motivo, el tratamiento será en la mayoría de los casos quirúrgico y por lo tanto es importante que el traumatólogo tenga un amplio conocimiento de la fractura, de ahí la necesidad de un método diagnóstico acertado como el estudio radiológico y la tomografía computarizada (TC) con reconstrucción. Cabe mencionar que tanto el tratamiento como la vía de acceso se decidirán una vez que se haya clasificado la fractura.

Cualquiera que sea el tratamiento de elección y si la fractura es de origen articular, es relevante que la rehabilitación sea inmediata, bajo protección con una férula, lo que garantiza un resultado óptimo. (Marcheix & Mabit, 2014)

La presentación de estas lesiones son comúnmente en función de la edad y del sexo del paciente, teniendo en cuenta la edad, este factor oscila entre los 12-19 años, con un mayor número de eventos reportados en varones, y a la edad de 80 años se reportan más eventos en mujeres. (Robinson CM, 2003)

Diagnóstico

Los síntomas de la fractura de húmero distal son de presentación inmediata, ya que uno de los signos más comunes son un fuerte chasquido o crujido, otros de los signos y síntomas que pueden presentarse son:
• Dolor intenso que se agrava e intensifica a los movimientos.
• Edema
• Hematomas.
• Deformidad que puede extenderse hasta la muñeca
• Incapacidad para realizar movimientos sobre todo los de rotación

En la mayoría de los casos es el dolor el que lleva a que el paciente acuda a consultar con un médico. El retraso en el diagnóstico y más aún en el tratamiento puede conllevar una mala cicatrización. (Marcheix & Mabit, 2014)

Diagnóstico clínico

El diagnóstico clínico que incluya una historia clínica completa y un examen físico exhaustivo, son importantes para llegar al diagnóstico, en cuanto al examen físico los signos son variables dependiendo del grado de inflamación y desplazamiento; otro de los signos evidentes es el edema del área afectada; lo que dificulta la palpación de las referencias óseas. Sin embargo, la dificultad para realizar de movimientos por la articulación del codo y una gran inestabilidad; son otros de los factores que al momento de evaluar la articulación hacen pensar en una fractura del segmento distal del húmero, es importante que a la hora de examinar este segmento se tenga especial cuidado, ya que puede provocarse una lesión neurovascular. Por este motivo es esencial realizar una evaluación neurovascular minuciosa, ya que los extremos fracturados puntiagudos del fragmento proximal del húmero en el peor de los casos pueden perforar la arteria braquial y los nervios mediano y radial. Una de las complicaciones que se presenta con gran frecuencia es el síndrome compartimental. (Marcheix & Mabit, 2014)

Exámenes Complementarios

Es importante practicar un examen de imagen en las proyecciones estándar anteroposterior y lateral del codo. Las proyecciones oblicuas pueden ser útiles para definir de manera clara la fractura. Las radiografías bajo tracción son útiles para establecer el patrón de fractura y llevar a cabo la planificación preoperatoria.

En las fracturas que no cursan con desplazamiento puede verse en la radiografía lateral el «signo de la almohadilla grasa» anterior o posterior, signo que se traduce en el desplazamiento del tejido adiposo que se ubica sobre la cápsula articular en presencia de derrame articular o hemartrosis. En relación con las fracturas con mínimo desplazamiento pueden ocasionar una disminución del ángulo diáfisis-cóndilo en la proyección lateral. Al optar por la tomografía, esta puede visualizar de mejor manera los fragmentos y si existe compromiso articular. (Mckee MD, 2000)

Clasificación y Tipos de Fractura

La importancia del tratamiento radica en orientar la elección del tratamiento más adecuado para cada caso, la clasificación OTA/AO   (Orthopaedic Trauma Association/Association Suisse pour l'Étude de l'Ostéosynthèse) responde al conjunto de estos criterios. (PalvanenM, 2010). Según la AO el húmero corresponde al hueso 1 y el segmento distal al segmento 3

La clasificación OTA/AO distingue tres grupos de fractura:
• A: fractura extra articular;
• B: fractura articular parcial;
• C: fractura articular total.

Cada uno de estos tres grupos se subdivide en tres subgrupos.
Las fracturas del grupo A se subdividen en:
• A1: fractura epicondílea;
• A2: fractura supracondílea simple;
• A3: fractura supracondílea compleja.

Las fracturas del grupo B se dividen en:
• B1: fractura lateral;

• B2: fractura medial;
• B3: fractura frontal.

Las fracturas del grupo C se dividen en:
• C1: fractura condílea simple y supracondílea simple;
• C2: fractura condílea simple y supracondílea compleja;
• C3: fractura condílea compleja y supracondílea compleja.

Cada subgrupo se subdivide de nuevo en:
• Las fracturas epicondíleas A1, en lateromedial no incarcerada y medial incarcerada;
• Las fracturas supracondíleas simples A2, en oblicua y transversales bajas;
• Las fracturas supracondíleas complejas A3, en cuña completa, en cuña fragmentada o conminuta;
• Las fracturas tipo B articulares parciales, en función de la importancia y de la conminución del fragmento;
• Las fracturas articulares totales de tipo C, en función del desplazamiento y del número de fragmentos, que son metafisarios en las fracturas tipo C2 y epifisarios o metafisoepifisarios en las fracturas tipo C3. (Marcheix & Mabit, 2014)

Tratamiento
Antes de llevar a cabo el tratamiento propuesto, se debe realizar una exploración física detallada principalmente neurovascular debido a las afecciones que ocurren a este nivel.

Técnicas de osteosíntesis
Esta técnica otorga estabilidad primaria, lo que permitirá rehabilitación precoz, por lo que es ampliamente utilizada. (Marcheix & Mabit, 2014)

Fracturas incompletas o parciales.
• Fractura simple: tipo B1-1, B1-2 o B2-1, B2-2, osteosíntesis con tornillos;
• Fracturas conminutas: tipo B1-3, B2-3, osteosíntesis mediante placa lateral o medial.

Para las fracturas frontales, transarticulares tipo B3, el mejor tratamiento puede ser la osteosíntesis directa con tornillos sin cabeza (enterrados).

En el caso de que la conminución sea importante, como en las fracturas tipo B3-3, es necesaria una placa posterolateral. (Binder, Gregory, & E.Mamejean, 2018)

Técnicas de osteosíntesis de las fracturas complejas

- Enfoque 1: Se trata del enfoque desarrollado por la AO (a 90∘), consiste en un montaje a través de dos placas ortogonales, una posterolateral y la otra medial anatómica. Evitando de esta manera complicaciones con el nervio cubital; en cuanto a la reconstrucción epifisaria se lleva a cabo mediante un atornillado directo del capitulum dirigido hacia la tróclea. (Marcheix & Mabit, 2014)
- Enfoque 2: Se trata del enfoque desarrollado en la Clínica Mayo por O'Driscoll (a180∘). Esta técnica se realiza únicamente mediante agujas. No se aconseja colocar tornillos aislados. Las dos placas una medial y otra lateral se colocan sobre cada columna, paralela una con la otra. (Marcheix & Mabit, 2014)

El cierre posterior a la intervención, debe realizarse en planos, con reinserción transósea del tendón tricipital en caso de que exista movilización del segmento. (Marcheix & Mabit, 2014)

Fijación externa

Este tipo de fijador en su mayoría es húmero-radial, y en el menor de los casos húmero-cubital, el primero permite la movilización del codo. (Marcheix & Mabit, 2014)

Prótesis total del codo

Su indicación principal es en pacientes de la tercera edad presentando un 35% de complicaciones, es recomendable la prótesis de Coonrad –Morrey que es semiconstreñida. (Marcheix & Mabit, 2014)

Hemiartroplastia de codo

En caso de aplicar esta técnica se debe considerar que requiere de la conservación o reinserción de las estructuras ligamentarias. (Marcheix & Mabit, 2014)

Osteosíntesis

Principios de la osteosíntesis:

•Mediante dos placas preformadas: montaje placa posterolateral/placa medial o placa lateral/placa medial, dos tipos de accesos:

• Pacientes jóvenes: vía posterior transolecraniana.

• Paciente anciano: vía posterior con preservación del olecranon.

• Mediante placa lateral o medial en los casos de fractura simple tipo A2-1 o A2-2, o en fracturas parciales con conminución B1-3, B2-3. En casos de fracturas B3-3 puede estar indicada una placa posterolateral. (Marcheix & Mabit, 2014)

• Mediante tornillo aislado en las fracturas parciales no conminutas B1-1, B1-2, B2-1, B2-2 y atornillado con tornillos sin cabeza en las fracturas B3. (Marcheix & Mabit, 2014)

Artroplastia total de codo

De elección en los pacientes ancianos. Los principales factores a considerar al momento de aplicar este tratamiento son: estado funcional de dependencia, fragmentación, patologías que conlleven el desgaste del hueso como osteoporosis, antecedentes patológicos de reumatismos inflamatorios o de artrosis. (Marcheix & Mabit, 2014)

Fijación externa

Este tipo de tratamiento está indicado en fracturas abiertas; asociado a procedimientos de cobertura mediante colgajos. Se usa para control de daños hasta esperar un tratamiento definitivo o en un codo inestable luego de someterse a osteosíntesis. (Marcheix & Mabit, 2014)

1. A, G., & D, A. (2010). Evaluation and Management of Proximal Humeral Fractures. CURRENT ORTHOPAEDIC PRACTICE.

2. A, S., PB, K., Galvin EG, S. R., & JG, P. -I. (1977). Functional bracing of fractures of the shaft of the humerus. J BONE JOINT SURG AM.

3. AM, F., MM, d. G., DR, L., L, M., & J, S.-S. (2011). The pattern of the fracture and displacement of the fragments predict the outcome in proximal humeral fractures. J BONE JOINT SURG.

4. Aronson, A, A., & Srivastava, A. K. (2009). Fracture Humerus emergency Medicine: Trauma & Orthopedics. . eMedicine.com.

5. Baltov A, M. R. (2014). Complications after inter- locking intramedullary nailing of humeral shaft fractures. Injury.

6. Bercik MJ, K. J. (2012). Peripheral nerve inju-ries following gunshot fracture of the humerus. Orthopedics.

7. Bergdahl C. Ekholm C, W. D. (2016). Epidemiology and pathoanatomicalpattern of humeral fractures. BMC Musculoskelet Disord.

8. Binder, A. C., Gregory, T., & E.Mamejean. (2018). Fracturas recientes de la diafisis humeral del adulto. EMC-Aparato Locomotor.

9. Boileau P, P. S., & AlamiG. (2011). Proximal Humeralfractures in younger patients: fixation techniques and artroplasty . J SHOULDER ELBOW SURG.

10. C, G., O, H., & C, B. (2001). The clinical relevance of posttraumaticavascular necrosis ofthe humeral head . J SHOULDER ELBOW SURG.

11. C, O., A, N., & CJ, P. (2004). Increassed fragility in patients with fracture of the proximal humerus . Bone.

12. I, A., C, S., M, E. M., Q, Y., P, B., & SP, F. (2007). Early versus late mobilization after hemiarthroplastya for proximal humeral fractures . J SHOULDER ELBOW SURG.

13. JJ, C., GM, K., PG, K., T, M., A, V., & P, P. (2003). Relevance of the Restoration of humeral length and retroversion in hemiarthroplasty for humeral head fractures. Acta Orthop Belg.

14. K, E., J, D., L, K., & P, O. (2010). Proximal humeral fracture complicated by axillary artery lesion. Rozhl Chir .

15. M, W., Palumbo, B, B., J, B., J, V. G., & M, M. (2011). Humeral shaft fractures. J SHOULDER ELBOW SURG.

16. Marcheix, J. -L.-S., & Mabit, C. (2014). Fracturas del extremo distal del hùmero: tènicas quirùrgicas. EMC Teècnicas quirurgicas en ortopedia y traumatologìa.

17. Mckee MD, W. T. (2000). Functional outcome following surgical treatment of intra-articular distal humeral fractures through a posterior approach. . J Bone Joint Surg Am .

18. MuianS, KochP, llerME, & Nazar. (1987). ClassificationAOdesfrac-tures. Spring Verlag.

19. ND, C. (2015). Management of Humeral Shaft Fractures. Arch Trauma Res.

20. Niall DM, O. J. (n.d.).

21.Niall DM, O. J. (2004). Plating of hume- ral shaft fractures–has the pendulum swung back? . Injury .

22.P, B., C, T., G, W., SG, K., A, R., & R, S. (2001). Shoulder artroplasty for the treatment of the sequelae of fractures of the proximal humerus. J SHOULDER ELBOW SURG.

23.PalvanenM, K. (2010). Secular trends indistal humeral fracture so felderly women:nation-wid estatistics in Finland between1970 and 2007. Bone.

24.Pencle, F. J., & Varcallo, M. (2020). Proximal Humerus Fracture . PubMed.

25.Pencle, F. J., & Varcallo, M. (2020). Proximal Humerus Fracture . PubMed.

26.Robinson CM, H. R. (2003). Adult distal humeral metaphyseal fractures: epidemiology and results of treatment. . J Orthop Trauma .

27.Swiontkowski, M. F., & Arendt, E. A. (2009). Manual de Ortopedia y Traumatologia. Elsevier.

28.T, B., A, H., L, H., & P, M. (2007). Reverse shoulder arthroplasty for the treatment of three and four-part fractures of the proximal humerus in the elderly. J BONE JOINT SURG.

29.TF, W., & MJ, R. (1996). Gunshot fractures of the humeral shaft treated with external fixation. J Orthop Trauma .

30.Villa, J. F., Fernandes, D. F., Luque-Merino, V. J., Nogales-Asencio, M. A., & Mancera-Avila, C. F. (2020). Clasificación de Neer. Variabilidad interobservador. ELSEVIER.

CAPÍTULO 7

María Fernanda Córdova Romoleroux
Síndrome del Manguito Rotador

Introducción

Anatómicamente el hombro está conformado por una estructura compleja: la parte proximal del húmero, la clavícula, la escápula y las articulaciones de éstos huesos con el esternón, la caja torácica, y tejidos blandos. Está constituido por varias articulaciones: esternoclavicular, acromioclavicular, glenohumeral y escapulotorácica, las cuales trabajan juntas a un ritmo sincrónico, para permitir el movimiento. Esta complejidad le confiere la característica de ser una de las articulaciones más móviles del cuerpo, por lo tanto, un sitio de múltiples lesiones y patologías inflamatorias, traumáticas, así como degenerativas.

Es la causa más frecuente de dolor de hombro, también es considerada una tendinitis, ya que se encuentra comprometida la articulación glenogumeral y los tendones del manguito rotador.

Epidemiología

El Síndrome del manguito rotador representa el principal motivo de dolor en el hombro y es una de las causas más frecuentes de visita al médico general. Su prevalencia es de 6 a 11% en menores de 50 años, incrementa de 16 a 25% en personas mayores y origina incapacidad en el 20% de la población general. La prevalencia varía entre 16 al 26% dependiendo de la presencia de factores de riesgo como el trabajo, posturas mantenidas del hombro, movimientos repetitivos, sobrepeso u obesidad, la presencia de artritis reumatoide, el consumo de alcohol, entre otros. Además, también ha sido descrito el aumento de la incidencia de este síndrome con determinadas actividades físicas y en pacientes diabéticos. A las cifras descritas anteriormente, se le suma una incidencia de 1,47% que aumenta conforme lo hace la edad. Es conocido desde hace muchos años que las afecciones del manguito rotador aumentan con el envejecimiento; la incidencia estimada tiene una ocurrencia mayor durante la quinta década de vida en los hombres y durante la sexta en las mujeres. De hecho, se describe una relación directa con dicho proceso de deterioro progresivo más que con un evento traumático específico. (Sigüenza Cobos & Cadena Merchán , 2015)

Anatomía músculo - ligamentosa

El manguito rotador está formado por cuatro músculos escápulohumerales cortos que se insertan en las tuberosidades del humero.

Los tendones del supraespinoso, infraespinoso y redondo menor se insertan conjuntamente en el troquiter, mientras que el tendón subescapular lo hace en el troquín.

Por otra parte, la cabeza humeral y el manguito rotador se encuentra por debajo del arco acromial, que está constituido por el acromion, el ligamento coracoacromial y la apófisis coracoides. Estos elementos, junto con la articulación acromioclavicular suponen los límites de la salida del supraespinoso.

A continuación, haremos una breve descripción de los músculos implicados en la articulación del hombro.

Supraespinoso
Se origina en la fosa supraespinosa, con forma de pirámide triangular de base interna y vértice externo. La parte externa del músculo pasa por debajo del acromion y se continua con un tendón. En este se puede distinguir histológicamente el tendón propio y la inserción fibrocartilaginosa. El tendón propio se extiende desde la unión musculotendinosa (aproximadamente 5cm medial al troquiter) hasta la inserción fibrocartilaginosa (2cm medial al troquiter).

El tendón propio se agranda y se ensancha hacia la inserción con un margen grueso anterior en forma de cuerda que se afina en sentido posterior donde adquiere forma de banda.

El patrón fascicular del tendón propio se continua con la trama compacta de la inserción fibrocartilaginosa a nivel del troquiter humeral, en su carilla más superior, adyacente a la cápsula de la articulación glenohumeral. La longitud del tendón fibrocartilaginoso es de 1.8 +/- 0.5cm, incluyendo el "área critica" de menor vascularización descrita por Codman en donde los desgarros ocurren con mayor frecuencia.

La parte más externa del tendón (fuera ya del acromion), está cubierta por el músculo deltoides. Entre el tendón y el acromion se encuentra la bolsa subacromial. La unión del tendón del supraespinoso a la capsula articular es muy íntima.

Otra estructura a reseñar, considerada muy importante en la funcionalidad del supraespinoso, es la cuerda del manguito rotador. Esta estructura es una de las extensiones que desde el ligamento coracohumeral se dirige posteriormente rodeando el tendón propio. Una extensión es fina y superficial al tendón, mientras que la otra, la cuerda del manguito, se dirige perpendicularmente al tendón, mientras que la otra, la cuerda del manguito, se dirige perpendicularmente al tendón entre este y la cápsula articular. Consiste en una banda colágena gruesa que se extiende desde el ligamento coracohumeral al infraespinoso rodeando en su trayecto el fibrocartílago y la "zona critica".

Este músculo esta invernado por el nervio supraescapular, rama del plexo braquial procedente de la raíz C5.

La acción de este músculo es la abducción del brazo, igual que el deltoides, pero, además, estabilizando la articulación glenohumeral para que se pueda llevar a efecto la acción abductora. Una función curiosa es aquella que, por insertarse en la cápsula articular, cuando se produce la maniobra de abducción, tira de esta hacia afuera impidiendo que la cápsula se pellizque entre las superficies articulares.

Infraespinoso
El músculo infraespinoso tiene su origen en la fosa infraespinosa, por dentro de la cresta que existe en su borde externo.

Se inserta por fuera, mediante un tendón, en la carilla media del troquiter, entre el supraespinoso por arriba y el redondo menor por abajo. Tiene también algunas fibras que se insertan en la cápsula articular, pero en menor medida que el supraespinoso.

El músculo infraespinoso, en su porción más externa, está cubierto por otros músculos: deltoides, trapecio, dorsal ancho y redondo mayor. En su parte central no está recubierto, por lo que a la contracción del brazo en abducción forma un relieve cutáneo.

Su inervación también depende del nervio supraescapular.

Realiza función de rotación externa del brazo. Además, actúa como el supraespinoso como ligamento activo de la articulación escápulohumeral, contribuyendo, en menor medida que aquel, al contacto entre superficies.

Redondo Menor

Es un músculo de tamaño variable según el individuo. Hay ocasiones está ausente.

Tiene su origen en la carilla ósea superior cerca del borde axilar del omóplato, en los tabiques fibrosos que lo separan del infraespinoso y redondo mayor, y en la cara profunda de la fascia que lo cubre. Se continúa con un tendón.

Se inserta por fuera en la carilla más inferior del troquiter, por debajo del infraespinoso, y cubierto en gran parte por el deltoides.

Con frecuencia este músculo es difícil de aislar del infraespinoso, con el cual a veces se confunde, aunque su inervación es siempre distinta de aquel: el nervio circunflejo, rama posterior del plexo braquial procedente de la 5ta raíz cervical.

Realiza las mismas acciones que el músculo infraespinoso.

Bíceps braquial

Este músculo está compuesto por dos partes: la porción corta y la porción larga del bíceps. Esta última es la que más interés tiene desde el punto de vista de la patología dolorosa del hombro.

La porción corta tiene su inserción superior en el vértice de la apófisis coracoides. La cabeza larga realiza esa inserción superior sobre el tubérculo supraglenoideo, introduciéndose en su trayecto más inferior dentro del surco que forma la corredera bicipital del humero. Ambas porciones terminan inferiormente por un tendón sobre la tuberosidad bicipital del radio.

Su inervación depende de la rama propia del musculocutáneo (C5 y C 6).

Las acciones del bíceps braquial son dos: es flexor del antebrazo sobre el brazo y un potente supinador (el más potente de los supinadores). (Ruiz Sánchez, Ruiz Santiago, & Platero Rico, 2011)

Articulación glenohumeral

Tiene unos estabilizadores dinámicos que conforman un manguito de cuatro tendones: subescapular (anterior), supraespinoso (superior), infraespinoso (posterosuperior) y redondo menor (posteroinferior).

La porción larga del bíceps (PLB) asciende entre el subescapular y el supraespinoso para insertarse en el tubérculo supraglenoideo, y se considera parte del manguito rotador.

El supraespinoso es el tendón donde suele encontrarse más patología, al pasar por debajo del acromion, la articulación acromioclavicular y el ligamento coracoacromial (espacio subacromial) (Medicapanamericana, 2020).

Función Del Manguito Rotador

El manguito rotador, manguito de los rotadores o manguito rotatorio es la agrupación de músculos y tendones cuya función consiste en proporcionar estabilidad al hombro. Este conjunto de músculos conecta la escápula con la cabeza del húmero. Y su importancia radica en que mantienen la cabeza del húmero dentro de la cavidad glenoidea, facilitando así su movilidad (Bupasalud, 2020).

Fisiopatología

El proceso histológico que se manifiesta clínicamente como una patología tendinosa se puede ver como un fracaso de adaptación de la matriz ante el estrés debido a un desequilibrio entre la degeneración de la matriz y su síntesis. La patología del manguito rotador es un proceso continuo que se inicia con la compresión suave y que progresa hacia la rotura parcial del manguito, la rotura total, masiva y finaliza con el desarrollo de una artropatía. La fuerza mecánica del tendón depende mayoritariamente de la estabilidad del colágeno, mientras que la elasticidad se ve afectada por la matriz extracelular cuya consistencia a su vez depende de las proporciones relativas de ácido hialurónico y condroitín sulfato. Las propiedades biomecánicas de este gel hidrofílico se ven afectadas por la capacidad de las macromoléculas (glicosaminoglicanos y proteoglicanos) de unir agua y ésta aumenta con la fricción y las fuerzas compresivas. En cuanto a las fibras elásticas, parece que contribuyen a la recuperación del patrón ondulado tras la distensión tendinosa. Las propiedades y la función tendinosa se ven deterioradas con la edad: la estructura del colágeno (al perderse el colágeno y sus uniones cruzadas aumenta la rigidez del tendón) y disminuye tanto la concentración de agua como la vascularización . (Arvinius, 2018)

Etiopatogenia
Las lesiones del manguito rotador son de origen intrínseco y extrínseco.

Causas extrínsecas
Son el resultado del roce del manguito rotador con estructuras óseas o ligamentosas periféricas. Estos factores extrínsecos se dividen en primarios, si resultan de alteraciones congénitas o adquiridas de la anatomía coracoacromial y en secundarios cuando resultan de inestabilidad glenohumeral.

Entre estos factores primarios se ha considerado la morfología de la parte anterior del acromion (plana, curva o en gancho), la inclinación del acromion, el hueso acromial, los espolones acromiales y los osteofitos acromio claviculares de orientación inferior, engrosamiento del ligamento coracoacromial, etc.

En la compresión extrínseca secundaria no es necesaria la existencia de alteraciones morfológicas en el arco coracoacromial, sino que se produce un estrechamiento relativo de la salida de los tendones del maguito rotador provocada por la inestabilidad glenohumeral.

La debilidad de los estabilizadores estáticos en la articulación, capsula y ligamentos glenohumerales, supone una sobrecarga para los estabilizadores dinámicos o musculares. El estrechamiento efectivo del espacio subacromial se produce con la subluxación superior de la cabeza humeral que provoca un rozamiento episódico. Por eso, esta situación se produce con frecuencia en los movimientos externos de la articulación durante actividades deportivas.

Causas intrínsecas

Están relacionadas con áreas de menor vascularización dentro del tendón, con menor capacidad de reparación del colágeno y mayor posibilidad de sobrecarga. Los defensores de esta teoría consideran los cambios óseos o ligamentosos del arco coracoacromial como fenómenos secundarios. Este punto de vista se basa fundamentalmente en la observación de que los desgarros parciales son mucho más frecuentes en el lado articular del tendón con respecto al lado bursal. Este último se debería lesionar, en teoría, más frecuentemente por el rozamiento subacromial.

Estudios en cadáveres han demostrado una región de relativa hipovascularizacion en el tendón supraespinoso, justamente proximal a su inserción en el troquiter. Esta área, descrita en 1934 por Codman, se ha denominado "zona critica" y se piensa que es un área predispuesta a la degeneración y la rotura. Los factores predisponentes pueden ser los microtraumatismos, el uso excesivo y el envejecimiento.

Actualmente se tiene a considerar conjuntamente los factores intrínsecos y extrínsecos. Se ha demostrado que el insfraespinoso también tiene una zona crítica de hipovascularización similar a la del supraespinoso, sin embargo, la frecuencia de roturas es muy inferior a la del supraespinoso. Por otro lado, estudios in vivo en hipervascularizacion en el área critica, planteando aún más dudas sobre la génesis de las roturas. (Ruiz Sánchez, Ruiz Santiago, & Platero Rico, 2011)

Tipos de lesión

Lesiones agudas y crónicas Las lesiones tendinosas pueden ser agudas o crónicas y son debidas a factores intrínsecos o extrínsecos, de forma aislada o combinada. En las lesiones agudas los factores extrínsecos predominan mientras que en los casos crónicos los factores intrínsecos (como ejes biomecánicos) interaccionan con los extrínsecos. La carga excesiva de los tendones durante el ejercicio físico se ha considerado como el estímulo principal para la degeneración. La lesión tendinosa puede ser el resultado de un estrés acumulativo mediante microtraumatismos de repetición que no permiten un tiempo de reparación adecuado. La respuesta reparativa, a su vez, depende de si la lesión es aguda o crónica, encontrándose disminuida en esta última.

Las lesiones agudas

Son aquellas que llevan menos de 3 semanas de evolución y generalmente son debidas a un traumatismo. Son las más frecuentes en el paciente joven por lo que no suelen asociar alteraciones tendinosas que dificulten la cicatrización. A nivel histológico se observa inicialmente una respuesta inflamatoria con migración de las células hacia la rotura. En las siguientes 48 horas comienza la síntesis de proteínas y los fibroblastos activados producen colágeno tipo III. Las próximas 6-8 semanas este colágeno se sustituirá parcialmente por el colágeno tipo I sin llegar a recuperar las mismas características del tendón sano pero la zona de transición osteotendinosa no alcanza el nivel de desorganización colágena que presentan las lesiones crónicas. (Arvinius, 2018)

Las lesiones crónicas

Son aquellas en las que han transcurrido más de 3 semanas desde la aparición de la clínica y este tipo de lesiones generalmente afectan a un tendón degenerado siendo, por lo tanto, más frecuentes en pacientes de una edad más avanzada. La degeneración tendinosa se produce debido a la coexistencia de los intentos de reparación en sus diferentes etapas (20). Los diferentes hallazgos histológicos observados en las tendinopatía en la zona de rotura incluyen: adelgazamiento y desorganización en las fibras colágenas de las diferentes capas, metaplasia condroide, edema, proliferación vascular, infiltrado de linfocitos y mastocitos e hiperplasia del sinoviotelio. Las primeras 12 semanas se observan elevados niveles de síntesis tanto de colágeno tipo I como III. La producción del colágeno tipo III continúa por lo menos durante 18 meses y se obtiene una hiperplasia angio-fibroblástica además del reemplazo del colágeno III por el tipo I. El resultado final es una alteración de la composición de la matriz colágena que conlleva una menor resistencia a las fuerzas tensiles.

Las lesiones del manguito son degenerativas en gente mayor y de origen traumático en gente joven. En función de la inflamación y el grado de afectación de los tendones habrá más o menos dolor, muchas veces nocturno, al abducir el hombro (sobre todo entre 60 grados y 120 grados de abducción), que a veces irradia por el brazo. Si hay rotura de tendones, también habrá debilidad o incapacidad para abducir/rotar el hombro.

Síntomas de las lesiones de manguito rotador
- Dolor y sensibilidad en el hombro (esto puede extenderse también al brazo), especialmente cuando se levanta el brazo lateralmente, se trata de alcanzar algo detrás de uno o se levanta o arrastra un peso grande
- Dolor por la noche, especialmente cuando uno duerme sobre el lado afectado
- Una sensación de debilidad en el hombro
- No poder mover el hombro como uno haría normalmente (Bupasalud, 2020) (Bupasalud, 2020).

Según el tipo de lesión, el dolor puede aparecer gradualmente (lo que es común en caso de tendinitis) o se pueden sufrir súbitas punzadas dolorosas (lo que es común si hay un desgarramiento) (Medicapanamericana, 2020). (Medicapanamericana, 2020).

Diagnóstico
Diagnóstico clínico
Anamnesis:
El enfrentamiento clínico de pacientes con Síndrome de Hombro Doloroso involucra una anamnesis y examen físico detallados. Siempre considerar edad del paciente, su actividad laboral y deportiva. El antecedente de trauma es un dato fundamental de la historia, pues nos permite orientar el diagnóstico diferencial y la necesidad de imágenes. Es necesario describir las características del dolor: si hay rigidez (considerar capsulitis adhesiva, artritis glenohumeral), sensación de inestabilidad, bloqueo o miedo a realizar movimientos (pensar en dislocación, lesiones del labrum), relación con los movimientos (al elevar los brazos en patología del manguito rotador, o al lanzar objetos en inestabilidad glenohumeral), entre otros. Importante descartar que el dolor sea referido, principalmente de la región cervical (rigidez, irradiación del dolor más allá del codo), y causas extrínsecas de dolor como síndromes coronarios, procesos subdiafragmáticos y síndrome miofascial. Habitualmente el dolor por causas extrínsecas será evidente por historia, pero otra forma de distinguirlo es mediante la movilidad del hombro, la cual estará conservada si el dolor es referido (D'Aguzan , 2018)

Exploración física: Pasamos a continuación a describir los signos clínicos más usuales en la exploración del hombro doloroso.

EXPLORACIÓN DE HOMBRO DOLOROSO	
Maniobra de rozamiento de Neer	El explorador se coloca por detrás del paciente, sentado o de pie y sujeta con una mano la escapula para evitar su rotación, mientras que con la otra moviliza pasivamente el brazo del enfermo en ateversion y aducción con el objeto de reducir el espacio entre el troquiter y el extremo anteroinferior del acromion y provocar dolor.
Test de Hawkins	El explorador se coloca mirando al paciente al que levanta el brazo a 90 grados de anteversión con el codo en 90 grados de flexión, tras lo cual realiza una rotación medial descendiendo el antebrazo.
Test de Yocum	Se le pide al paciente que coloque su mano sobre el hombro contralateral y se le levanta el codo sin elevar el hombro afecto homolateral. El test se considera positivo si produce el dolor.
Maniobra de Jobe	El examinador se coloca detrás o mirando al paciente que coloca sus brazos en 90 grados de abducción y 30 grados de aducción horizontal en el plano de la escapula, con los pulgares mirando hacia abajo con el objeto de provocar una rotación medial de los hombros. El explorador empuja los brazos del paciente hacia abajo mientras le pide al paciente que trate de resistir la presión. También se puede realizar la exploración para un solo miembro.
Maniobra de Patte	Se exploran los músculos rotadores externos (infraespinoso y redondo menor): el explorador sostiene el codo del paciente a 90 grados, mientras que le pide girar el brazo externamente con el objeto de comprobar la fuerza de esa rotación.
Test de Gerber	Es útil para explorar el musculo subescapular: se pide al paciente que coloque el dorso de su mano en la zona lumbar media, con el codo a 90 grados de flexión; el examinador se la separa de la cintura unos 5-10cm y se solicita al paciente que mantenga dicha posición. Este test es positivo si la mano no puede mantenerse separada de la región lumbar, indicando una rotura del tendón subescapular.
Test de Yegarson	Para explorar el tendón largo del musculo bíceps braquial, se puede efectuar de dos diferentes formas dado que este musculo realiza funciones flexoras de codo y supinadoras de antebrazo: 1.el dolor a lo largo del trayecto del tendón bicipital, provocado por la supinación resistida del antebrazo con el codo flexionado, indicaría afectación bicipital 2.también puede explorarse este tendón mediante un movimiento resistido de flexión del codo con el antebrazo supinado. Si el tendón del bíceps esta subluxado, con estas maniobras puede salir fuera de la corredera y provocar una sensación de desplazamiento que puede ser percibida por el paciente.
Teste de palmas arriba	Con el codo extendido, hombro en anteversión de 45 grados y palma de la mano hacia arriba, el paciente intenta elevar anteriormente el brazo contra la resistencia opuesta por el explorador. El test es positivo si el paciente nota dolor en el trayecto del tendón de la cabeza larga del bíceps.

Tabla 1.1 Exploración de hombro doloroso

Diagnóstico de imagen:

Las pruebas de imagen más usadas son:

• La ecografía (más barata, cómoda y rápida, pero menos sensible utilizada como método de screening, con una sensibilidad del 50% y una especificidad del 100%

Resonancia magnética con una sensibilidad del 90% y especificidad del 100%; uno de los inconvenientes es el elevado costo y su creciente demanda que dificulta un acceso rápido y generalizado a la misma.

• Radiografía para valorar cambios degenerativos articulares
• La artrografía: tiene muy baja sensibilidad para la detección de la rotura parcial del manguito de los rotadores. En algún caso puede ser útil para evaluar la capsulitis adhesiva.

Diagnóstico diferencial

• Lesión del acromioclavicular
• Angina de Pecho
• Tendinitis del bicipital
• Radiculopatía Cervical
• Problemas neurológicos
• Infarto al Miocardio
• Inestabilidad de hombro
• Capsulitis adhesiva
• Artritis gleno-humeral
• Subluxación de hombro (Concejo de Salubridad General, 2016)

Tratamiento

En primera instancia las rupturas del manguito rotador generalmente se manejan de manera conservadora, exceptuando las roturas agudas en pacientes jóvenes, que casi siempre son quirúrgicas.

Tratamiento Conservador

Los medicamentos más útiles son los analgésicos de primer nivel (paracetamol), segundo nivel (tramadol, codeína) o tercer nivel (fentanilo), se usaran dependiendo de la intensidad dolorosa pudiéndose o no asociar a miorrelajantes, más el reposo mediante el uso de cabestrillo.

Rehabilitación

Restauración de los arcos articulares pasivos: la movilización pasiva, en decúbito dorsal, se realizara bajo control manual de fisioterapeuta y tratara de mejorar, por una parte, la elevación en el plano del omoplato (30° por delante del plano estricto de la abducción) hasta alcanzar los 150° de elevación, así como las rotaciones externa e interna.

Cinesiterapia activa: se inicia la actividad muscular activa, que tiene por objeto la restauración funcional del hombro para las actividades diarias.

Iontoforesis: es el resultado de la propiedad de la corriente galvánica para ionizar las sustancias en solución entre el electrodo y la piel, haciendo que los iones penetren a través de los tegumentos.

Onda corta: corriente de alta frecuencia, que utilizada en forma continua o de impulsos tiene efecto antálgico y antiinflamatorio entre otros.

Ultrasonido: están basados en el fenómeno de la piezoelectricidad.

Laser: de baja y media potencia tienen acción fotoestimulante y biorreguladora, con tres efectos terapéuticos (acción antiinflamatorio, acción bioestimulante y trófica, efecto antiálgico)

Tratamiento quirúrgico

Si tras 6 meses de tratamiento conservador el paciente no mejora, habrá que plantearse el manejo quirúrgico, existen varias técnicas como reinserción de la lesión en su huella nativa, reparaciones parciales, reconstrucción de capsula superior, espaciadores, transferencias tendinosas y prótesis reversa de hombro.

Las suturas del manguito rotador evolucionan peor cuanto mayor es la edad del paciente, sobre todo por encima de los 65 años, donde puede haber roturas extensas en pacientes jóvenes pueden ser necesarias transferencias tendinosas para mejorar las rotaciones y la abducción (de dorsal ancho o pectoral mayor). Cuando la enfermedad del manguito rotador es extensa y crónica la cabeza humeral asciende hasta chocar con el acromion generando una artrosis llamada artropatía del manguito rotador. En estos casos el tratamiento indicado es ya una prótesis parcial en pacientes jóvenes o una prótesis invertida en pacientes mayores, con o sin transferencias tendinosas (Medicapanamericana, 2020)

Criterios De Referencia

En primer nivel de atención cuando una paciente presente dolor de hombro se deberá realizar:

- Historia clínica completa
- Radiografía simple de hombro si se sospecha de Síndrome del Manguito Rotador enviarlo a segundo nivel de atención

En segundo nivel de atención

- Evaluación integral: Clínica y radiológica
- Valorar la Infiltración del hombro
- Enviar al paciente a Medicina Física y Rehabilitación.
- Sí después de dos infiltraciones, haber seguido y completado el tratamiento de rehabilitación, y no hay mejoría del dolor
- Valorar intervención quirúrgica (Concejo de Salubridad General, 2016)

1.Arvinius, C. (2018). Estudio de la reparación de las lesiones del manguito rotador mediante compuestos transportador-BMP. TESIS DOCTORAL, UNIVERSIDAD COMPLUTENSE DE MADRID, FACULTAD DE MEDICINA, Madrid.

2.Bupasalud. (05 de Junio de 2020). Bupasalud. Obtenido de Lesión de manguito rotador: https://www.bupasalud.com/salud/lesiones-manguito-rotador

3.Concejo de Salubridad General. (21 de Marzo de 2016). Concejo de Salubridad General . Obtenido de Diagnóstico y Tratamiento del Sindrome del Manguito Rotador: http://www.cenetec.salud.gob.mx/descargas/gpc/CatalogoMaestro/IMSS_617_13_SXDEMANGUITOROTADOR/617GRR.pdf

4.D'Aguzan , N. (2018). Recuperado el 03 de Agosto de 2020, de SÍNDROME DE HOMBRO DOLOROSO, ENFRENTAMIENTO CLÍNICO PARTE 1: https://medicina.uc.cl/wp-content/uploads/2018/11/Hombro-doloroso-parte-1.pdf

5.Medicapanamericana. (08 de Julio de 2020). Medicapanamericana. Obtenido de Obtenido de Síndrome subracomial. patología del manguito rotador: https://promir.medicapanamericana.com/capitulo/570779c8f4d68bf008dbc6ae#5749bd551858bc2c0012c078

6.Ruiz Sánchez, F., Ruiz Santiago, F., & Platero Rico, D. (2011). Recuperado el 01 de Agosto de 2020, de ISSUU: https://issuu.com/ferryvlc/docs/diagnostico_tratamiento_patologia_manguito_rotador

7.Sigüenza Cobos , N. C., & Cadena Merchán , L. A. (2015). PREVALENCIA DEL SINDROME DEL MANGUITO ROTADOR Y FACTORES DE RIESGO EN ADULTOS DE LAS PARROQUIAS DE BELLAVISTA Y NULTI. CUENCA. 2015. Proyecto de investigación previa a la obtención del título de Médico, Universidad de Cuenca, Facultad de ciencias Médicas, Cuenca.

CAPÍTULO 8

José Andrés Martínez Gutierrez
Fracturas de Radio y Cúbito

Introducción

Durante las últimas 5 décadas se ha publicado una extensa cantidad de información sobre las fracturas, siendo sugerido que su clasificación sea unificada de manera internacional, e incluyendo las directrices para el tratamiento específico según cada condición y hueso fracturado. En este sentido, la clasificación aceptada a globalmente es la AO (Domínguez-Gasca, 2017, pág 283).

Existen varios factores asociados para que se origine una fractura, estos son por ejemplo fuerzas externas que sobrepasan el punto de ruptura tisular, junto a condiciones propias de los pacientes como la calidad ósea, la edad y estilo de vida.

Las fracturas de Radio/cubito han sido reportadas como las segundas en frecuencia después de las fracturas de fémur, encontrándose en aproximadamente el 20 a 25% de todas las fracturas. Y entre ellas, según su clasificación AO, el tipo C es la más frecuente, siendo descrita en aproximadamente el 43% de todas las fracturas radio-cubitales, especialmente a nivel distal (Domínguez-Gasca, 2017, pág 283).

En el caso pediátrico, las fracturas de antebrazo representan alrededor del 40% de todas las fracturas observadas en niños, y el 75% de estas fracturas ocurren en regiones de la metáfisis distal y la fisis (Tandogan, 2018, pág 253).

Recuento anatómico.
Cúbito o ulna

El cúbito también conocido como ulna, es un hueso largo ubicado medial al radio, y sus extremos se unen la tróclea humeral hacia proximal, y distalmente con el carpo, y también se articulan con el radio. En su estructura se describen un cuerpo alargado y dos extremos cuyo volumen disminuye desde proximal a distal.

Su cuerpo no es completamente rectilíneo, sino que presenta una curvatura anterior. Adicionalmente, en el plano frontal describe una S cursiva alargada, y puede ser representado con tres caras (anterior, posterior y medial), y tres bordes (anterior, interóseo y posterior) (Figura 1).

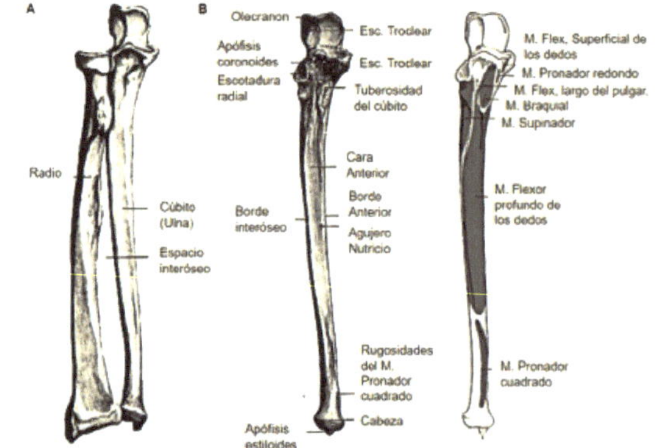

Figura 1. A, Cara anterior de los huesos del antebrazo; B, vista anterior del cúbito.

Destacan en la cara anterior, en su porción medial el agujero nutricio principal del hueso, y las inserciones del músculo flexor profundo de los dedos y el musculo pronador cuadrado. Su cara posterior se divide lateral y medial. En la cara posterior lateral se insertan el músculo abductor largo del pulgar, extensor corto del pulgar, extensor largo del pulgar, extensor del índice, y en la cara posterior medial el músculo flexor profundo. La cara medial sirve de inserción en sus dos tercios superiores para el músculo flexor profundo de los dedos; siendo subcutánea en su parte inferior.

Borde anterior sirve de inserción para el músculo flexor profundo de los dedos y el músculo pronador cuadrado. En el borde interóseo, se presenta la inserción de la membrana interósea del antebrazo. Adicionalmente, en su porción superior se bifurca en dos crestas que divergen, y entre las que se inserta el músculo supinador. Con respecto al borde posterior describe una forma de S cursiva, superiormente se divide en dos crestas en continuidad con los bordes del olecranon, y permite la inserción de los músculos flexores profundo de los dedos y cubital del carpo, así como el extensor cubital del carpo (Figura 2).

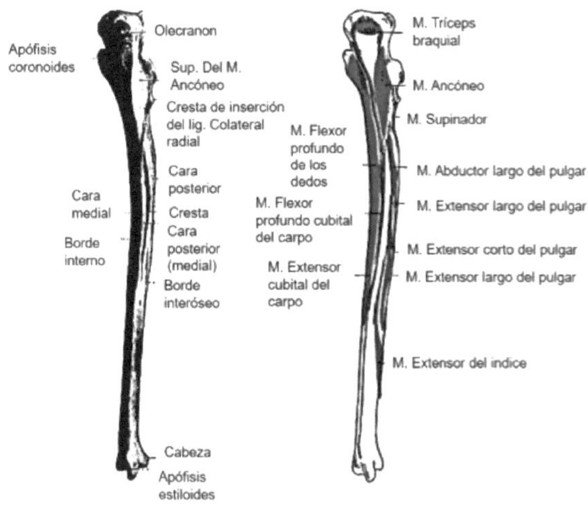

Figura 2. Cara posterior del cúbito

En su extremo superior destacan dos apófisis: una vertical, llamada olecranon, y otra horizontal con dirección hacia anterior, llamada apófisis coronoides.

En el extremo inferior destacan la cabeza del cúbito y la apófisis estiloides del cúbito. La primera de ellas es irregularmente redondeada y presenta dos segmentos, uno lateral y otro inferior. El lateral es vertical es cilíndrico y se articula con la escotadura cubital del radio mientras el inferior es ligeramente convexo y se relaciona con el disco articular de la articulación radiocarpiana. Por otra parte, la apófisis estiloides del cúbito está separada de la cabeza del cúbito por una escotadura en la que se inserta el disco articular y en su región posterior, por un surco relacionado con el tendón del músculo extensor cubital del carpo (Rouviere, 2005, 24).

Radio

El radio es un hueso alargado, prismático triangular, lateral al cúbito, localizado entre la tróclea humeral y el carpo, y articulado también con el cubito. Su cuerpo presenta una curvatura cóncava medial y anterior, aumentando progresivamente de volumen desde su porción superior hasta la inferior.

Presenta tres caras (anterior, posterior y lateral), y tres bordes (anterior, posterior e interóseo)

Su cara anterior va desde la tuberosidad del radio hasta el extremo inferior del hueso, siendo más ancho en su porción superior, ligeramente excavada en su parte superior y en ella se inserta el músculo flexor largo del pulgar y el músculo pronador cuadrado (Figura 3). Además, en la porción medial de esta cara se abre el agujero nutricio del hueso. En la cara posterior, redondeada en su porción superior, presenta excavación medial con dos crestas oblicuas que sirven de punto de inserción de los músculos abductor largo del pulgar y extensor corto del pulgar. Con respecto a su cara lateral convexa y redondeada permite la inserción del músculo pronador redondo y la inserción del músculo supinador.

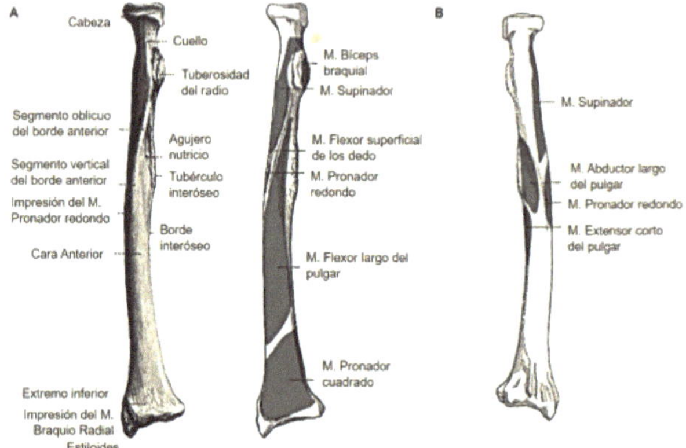

Figura 3. A, Cara anterior del radio; B, cara posterior del radio.

El borde anterior, se extiende desde la tuberosidad del radio hasta la base de la apófisis estiloides del radio, y sirve de inserción a la cabeza radial del músculo flexor superficial de los dedos. El borde posterior redondeado y romo, no presenta inserciones, mientras que el borde interóseo, delgado y cortante, permite la inserción de la membrana interósea. En su porción inferior se ubica el tubérculo interóseo que permite la inserción radial de los fascículos principales de la membrana interósea del antebrazo.

Morfología de fractura: tipos, grupos, subgrupos, calificaciones, y modificadores universales.

El tipo (representado por una letra mayúscula), hace referencia a la descripción general de aquel patrón en el que se generó la fractura, mientras que el grupo (representado por números), es una referencia más precisa, basada principalmente en el hueso individual afectado, pero también en el patrón específico de la fractura (Meinberg, 2018, S5).

La morfología de las fracturas diafisarias se define como:

Simples denominadas tipo A, las que tienen una sola interrupción circunferencial de la diáfisis. Adicionalmente, incluye una fractura oblicua que forma un ángulo $\geq 30°$ con respecto a una línea perpendicular al eje largo del hueso (Figura 4). En cuña denominas tipo B se caracterizan por el contacto entre los fragmentos principales, así como después de la reducción generalmente restauran la longitud normal del hueso. El fragmento de cuña puede estar intacto o en múltiples fragmentos (es decir, una cuña fragmentaria). Multifragmentarias o tipo C, es aquella que consisten en muchas líneas de fractura y fragmentos de fractura. Estas fracturas se conocían como fracturas complejas en la clasificación integral de Müller. Sin embargo, "Complejo" es un término que causó confusión porque no es específico y se reemplaza en la versión 2018 por el término "multifragmentario" entendido como la presencia de muchos fragmentos de fracturas contiguas, y no una fractura en cuña (Meinberg, 2018, S5).

La morfología de las fracturas del segmento final se basa en si son extra articulares (sin extensión en la superficie articular) o intra articular (tiene una extensión en la superficie articular). En las extra articulares o tipo A, la línea de fractura puede ser metafisaria o epifisaria, pero siempre conservan la superficie articular aunque pueden ser intra capsulares.

La fractura articular parcial o tipo B involucra parte de la superficie articular, mientras que el resto de la articulación permanece intacta y está sólidamente unida a la metáfisis de apoyo y la diáfisis. Por el contrario, en la fractura articular completa o tipo C, hay una interrupción de la superficie articular, y está completamente separada de la diáfisis (Meinberg, 2018, S5).

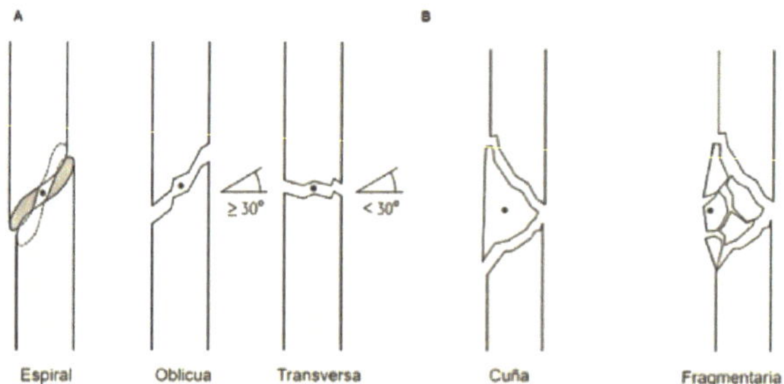

Figura 4. A, Tipos de fractura simple (Tipo A); B, Tipos de fractura (Tipo B)

Fractura de Monteggia

Fue descrita por primera vez en 1814, siendo definida como como aquella fractura del tercio proximal del cúbito asociada a luxación de la cabeza radial, y puede ser clasificada en 4 tipos:

1. Fractura-luxación tercio proximal o medial del cúbito con luxación anterior de la cabeza radial y angulación anterior del cúbito.
2. Fractura-luxación similar del cúbito, frecuentemente asociada a angulación posterior, como luxación posterior de la cabeza radial y comúnmente se presenta con fractura de la cabeza radial.
3. Fractura-luxación del cúbito distal a la apófisis coronoides con luxación lateral de la cabeza radial.
4. Fractura-luxación del tercio proximal o medial del cúbito con luxación anterior de la cabeza radial y una fractura-luxación del tercio superior del radio, distal a la tuberosidad bicipital. (Planelles, 2006, 226).

Fractura-luxación de Galeazzi
Descrita por Sir Astley Cooper en 1882, pero cuyo epónimo se debe a los 18 casos publicados por Ricardo Galeazzi en 1834. Es una lesión poco frecuente.

La lesión se produce en pronación y es fractura-luxación del radio, distal a la inserción del pronador redondo, junto a la ruptura de la articulación radiocubital distal. El estabilizador más importante de la articulación radiocubital distal es el fibrocartílago triangular extendido entre el estiloides del cúbito y el radio. (Truffin, 2016, 549)

Fractura-luxación de Essex-Lopresti
La forma más común en la que se lesione la articulación radiocubital distal es la variante de Galeazzi. Por otra parte, la lesión en la que se afecta el antebrazo y esta articulación se cree está vinculada a una fuerza longitudinal a lo largo del antebrazo produciendo que la cabeza radial impacte contra el cóndilo, con posterior fractura-luxación de la cabeza. Adicionalmente, si esta fuerza se mantiene, el radio cambia su posición relativa respecto al cúbito, permitiendo que la fuerza sea transmitida a través de la membrana interósea hasta producir su ruptura. Cuando estos fenómenos ocurren, se genera un desplazamiento de los dos huesos con luxación del cúbito en posición distal y dorsal a nivel de la articulación radiocubital distal. Esta lesión fue descrita por Peter Essex-Lopresti en 1951. Se pueden clasificar de acuerdo a la gravedad de la fractura de la cabeza del radio, en tipo I; susceptibles de reducción abierta y fijación interna. Y tipo II, que necesitan de la resección de los fragmentos (Axotla, 2016, 67)

Diagnóstico
Los síntomas que destacan en la fractura radio cubital son el dolor y la perdida de la funcionalidad del antebrazo, junto a la deformidad, movilidad anormal, aumento del volumen, equimosis y crepitación ósea. Adicionalmente, en los pacientes con sospecha de fractura radio cubital deben investigarse los factores de riesgo vinculados a este tipo de lesión, e incluyen la edad avanzada, antecedente de osteoporosis, mala nutrición, alteraciones óseas congénitas, reducción de masa muscular, violencia intrafamiliar, antecedente de traumatismo en antebrazo, y también deben

ser consideradas las causas de la fractura, que pueden incluir golpe directo en el antebrazo, caída con la mano extendida con el antebrazo en pronación, accidentes de tráfico, lesiones deportivas, heridas de bala, y accidentes con maquinaria industrial, pudiendo en los últimos dos casos haber un daño de tejidos blandos, como nervios o vasos sanguíneos (IMSS, 2017, pág 15).

Durante la etapa diagnóstica se deberá sospechar la presencia de síndrome comportamental sí, se encuentra la piel lisa brillante, alteraciones neurológicas y dolor al estiramiento.

Cuando se presenta la sospecha de fractura de antebrazo se debe solicitar en forma inicial una radiografía simple con proyecciones anteroposterior y lateral de antebrazo, y en el caso de fracturas complejas de ambos huesos del antebrazo, o cuando hay sospecha de que se encuentren lesionados el cartílago y los tendones alrededor del antebrazo, se deberá valorar la utilidad de realizar tomografía computarizada. Además, cuando existan elementos que son compatibles con lesiones vasculares se valorara la realización de angiografía (Figura 5)

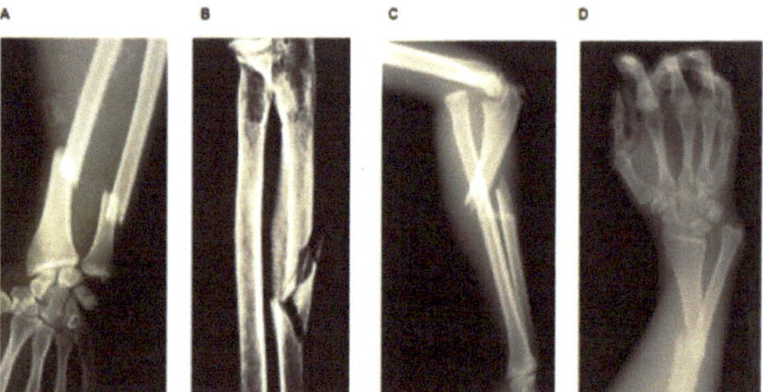

Figura 5. A, fractura de cúbito y radio transversa desplazada; B, fractura en cuña; C, Fractura de Monteggia; D, Fractura de Galeazzi

En la práctica habitual, el diagnóstico se realiza fácilmente mediante la visualización de la deformidad del antebrazo y con imágenes por radiografía simple. Sin embargo, aunque los efectos adversos vinculados a las radiaciones ionizantes en la salud no se expresan en la primera infancia, se cree que este tipo de radiación es asociada con un mayor potencial de malignidad y una disminución de las funciones cognitivas a largo plazo. En este contexto, los niños expuestos a la radiación ionizante tienen dos a diez veces el nivel de riesgo en comparación con los adultos (Tandogan, 2018, pág 253). El Ultrasonido (USG) es una herramienta de diagnóstico que no es invasiva, requiere contacto mínimo y no utiliza radiación ionizante y para la que se ha reportado una sensibilidad en la detección de fracturas de antebrazo del 98,3% (95% intervalo de confianza [IC]: 90.7-100%), especificidad de 95.8% (IC 95%: 86.0-98.9%), probabilidad negativa, valor predictivo negativo de 97.9% (IC 95%: 88.7-99.9%), y valor predictivo positivo de 96.6% (IC 95%: 88.1-99.6%) (Tandogan, 2018, pág 253). Las recomendaciones para el diagnóstico se presentan en la tabla 1.

Tabla 1. Resumen de recomendaciones para el diagnóstico.

Diagnóstico

1. Los pacientes en quienes se sospecha fractura de antebrazo deben ser investigados en búsqueda de factores de riesgo que se asocien a esta fractura, junto a los mecanismos de fractura.

2. En los pacientes que presenten factores de riesgo para fractura antebrazo y síntomas propios de esta patología, deberán ser identificados los signos clásicos de este tipo de fractura.

3. El examen clínico debe incluir la valoración neurológica de las funciones motora y sensorial de los nervios radial, mediano y cubital. De igual manera se debe valorar el estado vascular, la inflamación, la escala del dolor en reposo y al estiramiento del antebrazo y los dedos.

4. Siempre debe valorarse la presencia signos que sugieran un sídnrome compartimental

5. Ante la sospecha, y establecido el diagnóstico clínico de fractura de antebrazo, debe solicitarse inicialmente una radiografía simple anteroposterior y lateral de antebrazo

6. En fracturas complejas con compromiso de cubito y radio, y bajo la presunción de lesión que involucre el cartílago y tendones del antebrazo, debe considerarse el uso tomografía axial computarizada.

7. Si se sospecha lesión vascular debe considerarse la valoración por angiografía

8. Después de haber sido establecido el diagnóstico, la fractura debe ser clasificada.

9. Debe completarse la evaluación con el ABCD del ATLS (Advanced Trauma Life Support), lesión cerrada o abierta, estado neurocirculatorio y contaminación.

(IMSS, 2017, pág 15).

Una revisión sistemática reciente, en la que de 867 publicaciones se incluyeron 16 estudios con 1204 pacientes y 641 fracturas. Las características acumuladas de la prueba, para la ecografía fueron, sensibilidad 97% (IC95% 93-99%), especificidad 95% (IC95% 89-98%), razón de probabilidad positiva (LR) 20.0 (8.5-47.2) y razón de probabilidad negativa 0.03 (0.01 – 0,08) con una razón de probabilidad diagnóstica agrupada de 667 (142–3133). Concluyendo que el ultrasonido tiene una alta precisión para el diagnóstico de fracturas distales del antebrazo en niños cuando se usa mediante el método de visualización adecuado. En base a esto, el ultrasonido debe considerarse una alternativa confiable, que tiene las ventajas de estar libre de radiación (Doumaden, 2016, e0155659).

Es importante tener en cuenta que pueden haber errores en la interpretación imagenológica durante el diagnóstico de una fractura de antebrazo. En este contexto, la causa más frecuente de un error de diagnóstico en el servicio de urgencias es la incapacidad para interpretar adecuadamente las radiografías, siendo son fracturas la mayoría de los diagnósticos omitidos en la valoración radiográfica. Aunque un porcentaje de las fracturas podría representar cambios sutiles, la mayoría son obvias, lo que sugiere el erro viene de un entrenamiento inadecuado y/o una técnica deficiente en la interpretación radiológica. En otras situaciones, las fracturas se observan pero son malinterpretadas como variantes normales o lesiones antiguas. Considerar estos aspectos es fundamental ya que puede determinar un retraso en el tratamiento y aun peor, un mal resultado para los pacientes tratados en el servicio de urgencias (Pinto, 2018, pág 111).

Tratamiento
Tratamiento no farmacológico
El tratamiento de las fracturas debe ser considerado una urgencia. De manera inmediata debe realizarse la evaluación integral del paciente con el ABCD del ATLS (Advanced Trauma Life Support) junto a la valoración de la lesión, señalando las características; cerrada, abierta, el estado neurológico y circulatorio, el grado de contaminación si es abierta. Posterior a esta valoración, se deberá controlar la hemorragia en caso de estar presente con apósitos compresivos estériles, siendo contraindicado el uso de torniquete. Se realizarán maniobras gentiles para reducir luxaciones y desplazamientos

importantes, de manera que no se cause más daño sobre la lesión. Cuando proceda, se colocará una férula en la extremidad lesionada y si hay presencia de contaminación se lavara con solución fisiológica (contraindicado el uso de antisépticos).

Para el caso de las fracturas abiertas, mientras se planifica el manejo quirúrgico la lesiones expuestas deben lavadas con solución fisiológica y ser cubiertas con apósitos estéril sobre evitando la excesiva manipulación. Las recomendaciones para el manejo inicial son presentadas en la tabla 2.

Tabla 2. Resumen de recomendaciones para el tratamiento inicial.

Tratamiento

1. De presentarse una herida contaminada, deberá realizarse el lavado oportuno con suero fisiológico, sin necesidad de usar soluciones antisépticas

2. Ante la presencia de hemorragia debe colocarse apósitos compresivos estériles , estando contraindicado el uso de torniquetes

3. Evitando la manipulación excesiva, se deben efectuar maniobras para reducir
luxaciones y desplazamientos importantes.

4. Colocar férula en la extremidad lesionada

5. Dependiendo del lugar donde se realizó la valoración primaria, el paciente debe ser trasladado a una institución que cuente con emergencia de traumatología.

6. En la fracturas abiertas, mientras se espera el tratamiento quirúrgico específico, la herida debe ser cubierta con apositos esteriles, y debe considerarse el uso de antibióticos especialmente dentro de las primeras 6 horas despues de generada la lesión.

7. Se iniciarán analgésicos según la escala del dolor

8. En fracturas expuestas I y II se recomiendan cefalosporinas de primera generación.

9. En fracturas expuestas III se recomienda agregar un amino glucósido.

10. En heridas con contaminación masiva se debe agregar metronidazol independientemente del grado de fractura

El manejo conservador con reducción cerrada e inmovilización con férula o yeso en adultos está indicado solamente en: fracturas no desplazadas, con inflamación mínima, ancianos, en niños ya que con este manejo consolidan rápidamente, o existen contraindicaciones médicas con respecto a la anestesia.

Las fracturas que fueron tratadas de manera conservadora, necesitan un seguimiento frecuente en consulta externa para detectar cualquier alineación anómala que requiera manejo quirúrgico (IMSS, 2017, pág 15).

La reducción cerrada junto al uso de un inmovilizador (férula o yeso) en fracturas de antebrazo debe considerarse cuando afecta solo uno de los huesos del antebrazo en adultos, son aisladas no desplazadas y de cubito en adultos con angulación menor a 10 grados, fracturas cerradas, fracturas patológicas, fracturas simples, fracturas sin luxación de alguna de las articulaciones. Es importante destacar que la fractura más viable para recibir tratamiento cerrado es la transversal de tercio medio de radio o/y cubito.

La reducción abierta y la fijación interna por placas es el tratamiento quirúrgico de elección para las fracturas diafisarias de antebrazo en adultos. Sin embargo, se puede requerir fijación externa para fracturas abiertas severas o en pacientes poli traumatizados inestables para quienes el tiempo de operación prolongado es perjudicial. A pesar de esto, los problemas que puede traer la fijación externa en el antebrazo incluyen infecciones, sinostosis radio cubital, daño nervioso debido a una exposición anatómica insuficiente y una tasa relativamente alta de falta de unión. Por lo tanto, la fijación externa inmediata del antebrazo y la conversión planificada a fijación interna a menudo se utilizan en estrategias de ortopedia para el control de daños secuenciales (Mathieu, 2018, 1).

Manejo quirúrgico
Ante la presencia de síndrome compartimental, debe realizarse en forma inmediata fasciotomia. Estos procedimiento, el desbridamiento y la reducción de la fractura abierta tienen que ser realizados en la sala de operaciones bajo estrictas condiciones de asepsia y antisepsia y dentro de las primeras 6 horas subsecuentes a la lesión, debido a que existe una asociación entre el tiempo

de exposición de los tejidos lesionados y el riesgo de desarrollar complicaciones infecciosas (Fernándes, 2015, pág 38).

Idealmente, el momento de la intervención quirúrgica no debe superar las primeras 6 horas posteriores al accidente, especialmente en las fracturas abiertas dado que además del riesgo infeccioso el retraso en el manejo aumenta el riesgo de sinostosis.

Las fracturas que necesitan tratamiento quirúrgico incluyen:
a. Fracturas asociadas de cubito y radio en adultos
b. Fracturas aisladas desplazadas de cubito en adultos con angulación superior a 10 grados
c. Fracturas de Galeazzi y Monteggia
d. Fracturas expuestas y Fracturas múltiples en la misma extremidad
e. Fracturas asociadas a síndrome compartimental independientemente del grado de desplazamiento
f. Fracturas patológicas
g. Fracturas contiguas a una artroplastia completa de codo o a una placa aplicada para artrodesis de muñeca

(IMSS, 2017, pág 15).

Adicionalmente, la fijación podrá ser realizada con el uso de una placa de compresión dinámica y tornillos de 3.5 mm, clavo centro medular, fijadores externos. En este contexto, las indicaciones de enclavado centro medular incluyen fracturas segmentarias, algunos tipos de fracturas patológicas, falla de placa, fracturas múltiples. Es importante tener en cuenta que siempre se debe iniciar con la fractura más fácil, revisando las articulaciones de codo y muñeca y comprobando finalmente la función del antebrazo. Se utiliza fijación externa solo en fracturas expuestas grado III-B y III-C. Las recomendaciones del manejo quirúrgico se presentan en la tabla 3.

Tabla 3. Resumen de recomendaciones para el tratamiento quirúrgico.

Tratamiento

1. En casos de fractura abierta se debe realizar desbridamiento, e inmediatamente, la estabilización temporal o definitiva de la fractura

2. El proceso de debridación del tejido blando lesionado y la reducción de la fractura debe ser realizados en quirófano antes de las 6 primeras horas posteriores a producirse la fractura dado el riesgo infeccioso

3. Cuando la fractura presenta más de un fragmento se debe iniciar con la reducción de la fractura más fácil de alinear, y se deben revisar las articulaciones de codo y muñeca

4. Siempre debe valorarse la funcionabilidad de la extremidad

5. Tanto, el material como la técnica que serán usados para las fracturas de radio y/o cubito dependen de las características de cada caso, pudiendo usarse; Placas de compresión dinámica y tornillos de 3.5 mm (primera elección), clavo centro medular y Fijadores externos

6. Son indicaciones para el uso de enclavado centro medular, las fracturas segmentarias, algunos tipos de fracturas patológicas, la falla de placa y las fracturas múltiples

7. Debe valorarse el uso de injerto óseo u osteoconductor ante la presencia de defectos óseos que lo requieran

8. Para la reducción de las fracturas de antebrazo, se considera como técnica anestésica de primera elección el bloqueo braquial.

(IMSS, 2017, pág 15).

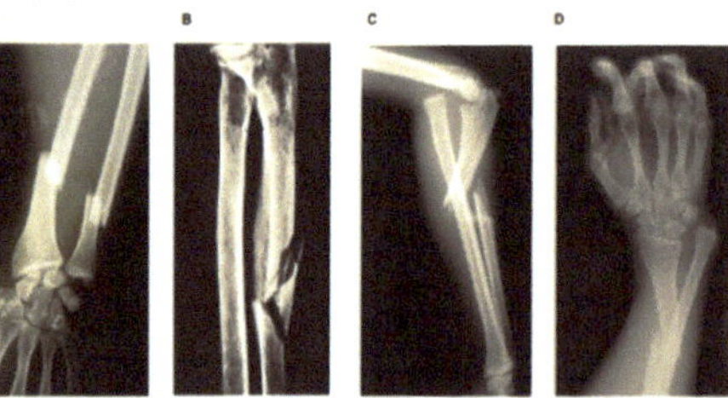

Figura 6. A, Colocación de férula; B, Reparación de fractura de antebrazo; C, Reparación de fractura de Monteggia; D, Reparación de fractura de Galeazzi

Antibioticoterapia

El tratamiento de las fracturas radio cubitales incluyen el cumplimiento de las pautas de soporte vital avanzado para traumatismos, cobertura de heridas con un apósito empapado en solución salina estéril, estabilización de fracturas, administración profiláctica de toxoide tetánico, y también de forma relevante la administración de antibióticos terapéuticos. Los antibióticos deben administrarse lo antes posible después de la lesión con el sistema de clasificación Gustilo de fracturas abiertas que dicta la clase específica y duración del antibiótico.

Las directrices actuales de la Asociación Oriental para la Cirugía del Trauma establecen que la cobertura de antibióticos para las bacterias Gram-positivas (por ejemplo, cefazolina) debe iniciarse tan rápido como posible, junto con el uso concomitante de antibióticos con cobertura para Gram-negativos (por ejemplo, amino glucósidos) para fracturas abiertas más severas (tipo III), siendo demostrado que este curso inicial de antibióticos reduce significativamente el riesgo de infección en fracturas abiertas junto con el manejo especifico y oportuno de la lesión (Harper, 2018, e0202013). En este sentido un estudio de 137 pacientes con fracturas abiertas de tibia tipo III, el aumento del tiempo de administración de antibióticos se correlacionó con un aumento en la tasa de infección, específicamente una tasa de infección del 6,8% para los antibióticos administrados dentro de la primera hora después de la lesión, en comparación con el 18% para los antibióticos entre 60 y 90 minutos y el 27,9% para los antibióticos después de 90 minutos (Lack, 2015, 1).

Aunque los antibióticos deben administrarse lo antes posible después de la lesión, la duración de la terapia antibiótica profiláctica no está relacionada con el riesgo de infección (Harper, 2018, e0202013).

Entonces, después de lograr la estabilización del paciente y a la fractura expuesta, se administraran antibióticos vía intravenosa, mismos que se indicaran de acuerdo al grado de lesión de partes blandas, con la clasificación de Gustilo. Se recomienda en fracturas expuestas I y II, cefalosporinas de primera generación, en fracturas expuestas III agregar un amino glucósido, en caso de sospecha de anaerobios valorar el uso de penicilina y en heridas con contaminación masiva independientemente del grado agregar metronidazol. (Harper, 2018, e0202013).

Analgesia

El dolor es el motivo de consulta predominante en pacientes con trauma en la sala de emergencias y su manejo es puede ser un desafío, ya que en múltiples ocasiones podría no satisfacer las necesidades del paciente. Sin embargo, los AINE (Celecoxib, Rofecoxib Ibuprofeno, Diclofenaco, Ketoprofeno, Flurbiprofeno), analgésicos opioides (morfina, codeína, Metadona, petidina, tramadol) y ketamina (un disociativo anestésico) son los medicamentos recomendados para el control de dolor de moderado a severo junto con el bloqueo regional, siendo todas estas opciones exitosas en el tratamiento del dolor para la mayoría de pacientes estratificados según la escalera del manejo del dolor propuesta por la OMS (Ashique, 2018, 555778) .

Manejo Post-operatorio

Es importante evitar periodos de inmovilización prolongada, o si se realiza fijación interna no utilizarse fijación externa. Para aquellos casos que se presentaron con luxación, se requiere inmovilización.

Debe siempre considerarse la movilización temprana de articulaciones, e inmovilizar el menor tiempo posible para proteger la integridad de los tejidos blandos.

Con respecto a la rehabilitación, particularmente en fracturas distales de radio, una revisión conducida en 2015 en la que se encontraron 26 estudios controlados y aleatorizados, incluyendo 1269 pacientes, principalmente mujeres y ancianos, cuyos participantes de 15 estudios fueron tratados inicialmente con inmovilización con yeso, mientras que algunos o todos los participantes en los otros 11 estudios fueron tratados con cirugía. Concluyo que no suficiente evidencia disponible para determinar la mejor forma de rehabilitación para las personas con fracturas de muñeca (Handoll, 2015, CD003324).

Sin embargo, una aproximación más general en pacientes con fracturas del antebrazo incluye

Durante la hospitalización se iniciara la rehabilitación con la movilización de segmentos no afectados:

a. La aplicación de crioterapia durante los primeros 3 días.
b. La aplicación de alor local superficial al cuarto día.
c. El uso de laser con efecto anti- inflamatorio.
d. Electroterapia: corrientes exitomotoras, analgésicas, etc.
e. Mecanoterapia: movilización pasiva y ejercicios de reeducación muscular

Mal unión anatómica

Los tratamientos conservadores y quirúrgicos deben lidiar por la reducción anatómica. Sin embargo, el setenta por ciento de las cirugías en fracturas de antebrazo se realizan por mal unión y disfunción posterior después de tratamientos conservadores. Dependiendo de la ubicación de la fractura, el tipo de fractura y el tratamiento, se ha informado una mala alineación en el 7–91% de los pacientes. Siempre que la mal unión resulte en un deterioro funcional, se debe considerar una osteotomía correctiva para restaurar la funcionalidad completa. Usando una radiografía convencional, las mal uniones, que consisten principalmente en deformidades multiplanares, son difíciles de evaluar. Los escáneres tomográficos computarizados (TC), que proporcionan reconstrucciones 2D y 3D precisas, son más útiles (Jeuken, 2017, pág 783)

1.Domínguez-Gasca LG, Orozco-Villaseñor SL (2017). Frecuencia y tipos de fracturas clasificadas por la Asociación para el Estudio de la Osteosíntesis en el Hospital General de León durante un año. Acta Médica Grupo Ángeles,15, 275-286.

2.Tandogan M, Katirci Y, Turan F, Duymaz H, Altun S, Gunaydin YK y Coskun F (2015). X-Ray and ultrasonography in forearm trauma. Hong Kong Journal of Emergency Medicine, 22, 352-358.

3.Rouvière H y Delmas A (1999). Anatomía Humana. Descriptiva, Topográfica y Funcional, 10ª edición. Masson S.A. Barcelona. Tomo 3, 24-30

4.Meinberg EG, Agel J, Roberts CS, Karam MD, y Kellam JF (2018). Fracture and Dislocation Classification Compendium-2018. Journal of orthopaedic trauma, 32, S1–S170. https://doi.org/10.1097/BOT.0000000000001063

5.Planelles AA, Ortega-Arruti JA, Sáez Ortega M y Arenas-Miquélez A (2006).La fractura-luxación de Monteggia. Tratamiento y pronóstico. A propósito de 35 casos. Revista Española de Cirugia Osteoarticular, 42, 226

6.Truffin Y, López RC and Pérez OM (2016). Tratamiento de una fractura luxación de Galeazzi inveterada. Presentación de un caso. Medisur, 14, 549-554

7.Axotla VM, Gómez S y Gónzalez DA (2016). Fracturas de antebrazo. Revista del Hospital Juarez de México, 67, 67-72

8.8. Instituto Mexicano de Seguridad Social (2017). Diagnóstico y Tratamiento de las fracturas de antebrazo: Diáfisis de cúbito y radio. Guía de práctica clínica 2017, 1-49.

9.Doumaden HD, Blanker MH, Edens MA, Buijteweg LN, Boomsma MF, van Helden SH, y Mauritz GJ (2016). Ultrasound for Distal Forearm Fracture: A Systematic Review and Diagnostic Meta-Analysis. PloS one 11, e0155659. https://doi.org/10.1371/journal.pone.0155659

10.Pinto A, Berritto D, Russo A, Riccitiello F, Caruso M, Belfiore MP, Papapietro VR, Carotti M, Pinto F, Giovagnoni A, Romano L, y Grassi R (2018). Traumatic fractures in adults: missed diagnosis on plain radiographs in the Emergency Department. Acta bio-medica: Atenei Parmensis, 89,111–123.

11.Mathieu L, Grosset A, Hassan-Farah I, de l'Escalopier N, Murison JC, y Rigal S. (2018) Temporary External Fixation for Forearm Fractures in Damage Control Orthopedics Procedures: Use of a Simplified Frame. Trauma Cases Rev, 4, 1-5. doi.org/10.23937/2469-5777/1510061

12.Fernandes M de C, Peres LR, Queiroz AC de N, L JQN, Turíbio FM, y Matsumoto MH (2015). Open fractures and the incidence of infection in the surgical debridement 6 hours after trauma. Acta Ortopédica Brasileira, 23, 38-42. https://doi.org/10.1590/1413-78522015230100932

13.Harper KD, Quinn C, Eccles J, Ramsey F, y Rehman S (2018) Administration of intravenous antibiotics in patients with open fractures is dependent on emergency room triaging. PLoS ONE, 13, e0202013

14.Lack WD, Karunakar MA, Angerame MR, Seymour RB, Sims S, Kellam JF, y Bosse MJ (2015). Type III open tibia fractures: immediate antibiotic prophylaxis minimizes infection. Journal of orthopaedic trauma, 29, 1–6. https://doi.org/10.1097/BOT.0000000000000262

15. Ashique AA, Syed MA,y Mohammad HK. (2018). Bone Fractures and Analgesia. Orthopedics and Rheumatology, 10, 555778.
16. Handoll HHG, Elliott J (2015). Rehabilitation for distal radial fractures in adults. Cochrane Database of Systematic Reviews 2015, 9.,CD003324. DOI: 10.1002/14651858.CD003324.pub3.
17. Jeuken RM, Hendrickx R, Schotanus M, y Jansen EJ (2017). Near-anatomical correction using a CT-guided technique of a forearm malunion in a 15-year-old girl: A case report including surgical technique. Orthopaedics & traumatology, surgery & research: OTSR 103, 783–790.

CAPÍTULO 9

María Doménica Cedeño Intriago

Fracturas de Radio Distal

Introducción

Las fracturas de radio distal son una de las lesiones más comunes encontradas en la práctica ortopédica (Meena et al., 2014). Las fracturas del radio distal abarcan el 16% de las lesiones agudas del aparato locomotor que se tratan en los servicios de urgencias y representan un 75% de las fracturas del antebrazo (Rotella et al., 2016). En los últimos años la incidencia de este tipo de fracturas ha aumentado a nivel mundial.

Este tipo de fracturas es más frecuente en menores de 18 años y mayores de 50 años. En pacientes jóvenes se relaciona con actividades deportivas o juegos (Calvo, 2019), mientras que en pacientes adultos se relaciona con osteoporosis e inestabilidad postural lo que produce caídas con trauma en la mano (Balbás & Gómez, 2010). Sin embargo, (Beleckas & Calfee, 2017; Rotella et al., 2016) resaltan que la edad en la que se presenta con mayor frecuencia es entre los 49 y 69 años. Las tasas más altas se observan entre los ancianos, solo superadas por las fracturas de cadera (Mauck & Swigler, 2018). Con el aumento del envejecimiento de la población se prevé que estos números continúen aumentando.

Se han desarrollado varias clasificaciones para describir las fracturas de radio distal, con el fin de describir y guiar el tratamiento (García, 2011). Según (Beleckas & Calfee, 2017) el primero en realizar una clasificación fue Colles en 1814, quien describió un patrón común de la fractura de radio distal, sin embargo existen clasificaciones actualizadas las cuales se revisarán en este artículo.

Según García (2011) las diferentes clasificaciones desde las que se basan en las descripciones originales y utilizan epónimos, hasta las más actuales y como la AO, nos brindan información para la elección del tratamiento y el pronóstico. En lo referente a los exámenes diagnósticos por imagen, las proyecciones radiográficas usuales son:

anteroposterior y lateral de muñeca, siendo la tomografía axial computarizada (TAC) la herramienta que permite identificar fragmentos intraarticulares. García (2011) aclara que las radiografías no son adecuadas para el diagnóstico y observación de este tipo de fractura y menciona que muchas veces genera "sorpresas desagradables en los procedimientos quirúrgicos" (García, 2011, p.17). Por otra parte, la resonancia Magnética (RM) permite el diagnóstico de lesiones de gran conminución en la muñeca y el carpo, las mismas que se pueden asociar con lesiones ligamentarias.

Historia

La fractura del radio distal es una lesión que precede a la especie humana, con un hito significativo en su evolución que es la transición a la deambulación bípeda por el Australopithecus. Esta postura elevada representa un factor de riesgo significativo que provoca que la fractura del radio distal sea la fractura de tratamiento más común. Las descripciones sobre el manejo de fracturas se remontan a informes de casos del antiguo Egipto. La traducción de antiguos jeroglíficos, que datan de hace cinco mil años, entre estos pergaminos antiguos describen la manipulación de un brazo fracturado hasta que quede recto, luego aplicando tablillas de madera y rollos de lino, que posteriormente se endurecieron con grasa y miel para mantener su posición (Díaz & Chung, 2013).

Serrano (2008) indica que: "Las descripciones iniciales de los mecanismos de producción y el tratamiento de las mismas se produjeron antes de llegar los rayos X" (p.141). Además, manifiesta que la primera descripción de fractura fue realizada por Colles en 1814, quien destaca que la fractura de radio distal es el "tipo de lesión común que afecta al tercio distal del radio" (Colles, 1814, citado por Serrano, 2008, p.141) y también desarrolló un método terapéutico reproducible para la corrección de gran parte de las deformidades aparentes, lo que disminuyó mucho la morbilidad por este tipo de fracturas.

Respecto a las diferentes denominaciones que ha obtenido la fractura del radio distal a través de la historia, Serrano (2008) refiere:

> Sin embargo Pouteau (1783) la describió 41 años antes en Francia, por lo que en la literatura europea se designa bajo el epónimo "Fractura de Pouteau-Colles" . Desault (1805), Dupuytren (1847) y Malgaine (1859) posteriormente, todavía consideraban toda deformidad traumática de la muñeca como una "luxación del carpo". Rhea Barton (1838) en Filadelfia describe las fracturas del reborde articular radial, distinguiendo dos tipos: marginal dorsal "Fractura de Barton" y marginal palmar ó "Fractura de Barton invertida". El irlandés Smith (1854) describió una lesión infrecuente producida por una caída sobre el dorso de la mano "la fractura de Colles invertida".

Fuente: (Serrano, 2008, p.141).

Con el invento de la radiografía surge un hito significativo en la evaluación y el manejo de las fracturas. Serrano (2008) menciona que "con las aportaciones de Destot (1925) y Hutchinson que describió una fractura que ocurría entre conductores fractura del chofer o fractura cuneana externa, conocida hoy comúnmente como fractura de la estiloides radial" (p.141). Gracias a sus aplicaciones los médicos pudieron analizar las fracturas y las luxaciones de muñeca (Díaz & Chung, 2013).

Epidemiología
Medina y otros (2016) mencionan que sí como en otro tipo de fracturas frecuentes (fracturas de cadera o vértebras), la fractura del radio distal sucede con una frecuencia de tipo bimodal. Los autores argumentan que el primer pico de frecuencia sucede en edades tempranas en la época de la niñez y adolescencia, con mayor ocurrencia en niños, debiéndose principalmente a "traumatismos de alta energía, o sea, a fuerzas superiores a la capacidad de resistencia de las porciones distales del radio o de los huesos de la articulación radiocarpiana" (Medina et al., 2016, p.438). Un segundo pico se evidencia en la época de vejez, y está relacionado con caídas o traumatismos de baja energía, teniendo una mayor probabilidad de ocurrencia las mujeres que los hombres. Según la Organización Mundial de la Salud citado por (Albadalejo et al., 2003) este tipo de fracturas en mujeres en periodo posmenopáusico puede ser indicativo de valoración de la densidad mineral ósea (DMO). Esto es afirmado por Serrano (2008) que indica que este tipo de fractura prevalece en mujeres mayores a 50 años y de raza blanca.

Las fracturas del radio distal parecen ocurrir con menos frecuencia en individuos con demencia. La mayoría de las fracturas de baja energía que ocurren en personas mayores se atribuyen a la reacción de estirar la mano para detener una caída o pérdida de equilibrio. De acuerdo con este mecanismo de lesión, las mujeres con un rápido y buen control neuromuscular tienen un mayor riesgo de este tipo de fracturas en comparación con mujeres que carecen del tiempo de reacción requerido para romper la caída con su mano y eran más propensos a aterrizar con la parte superior del brazo o cadera (MacIntyre & Dewan, 2016).

Anatomía Funcional

Albadalejo et al. (2003) reconocen el carácter poliarticular de esta región anatómica con tres articulaciones:

Tabla 1. Anatomía funcional

Articulación radio-carpiana	Compuesta por la articulación radio-escafoidea y la radio-semilunar separadas por la cresta sagital del radio.
Articulación radio-cubital distal (RCD)	Formada por la cavidad sigmoidea de la cara interna del radio y la cabeza del cubito.
Fibrocartílago triangular.	Se articula con el piramidal, la parte media del semilunar y la cabeza del cubito. Este fibrocartílago amortigua y transmite las fuerzas y las presiones que se ejercen sobre los elementos óseos.

Fuente: (Albadalejo et al., 2003)

En opinión de (Rotella et al., 2016) el objetivo principal de las fracturas de radio distal es "conseguir una reducción anatómica y una movilización precoz, para evitar los desplazamientos secundarios. La movilización precoz de la muñeca ha demostrado favorecer la recuperación funcional de dedos y mano." (p.148).

Mecanismo

Salinas (2012) en su libro Bases de la Traumatología para la atención primaria de la emergencia indica los siguientes mecanismos:

Tabla 2. Mecanismos

Directo:	Este tipo de fractura es excepcional si se produce por impacto sobre la epífisis distal del radio.
Indirecto:	La caída con apoyo de la mano es lo más frecuente; el apoyo se puede producir en 2 posiciones
Con la mano en extensión:	Da origen, en este caso, a la fractura descrita con el nombre de Poutteau- Colles, que en muchos casos compromete la superficie articular.
Con la mano en flexión:	Esta posibilidad es poco frecuente. La lesión producida por este mecanismo se conoce con el nombre de fractura de Goyrand-Smith; el fragmento epifisiario fracturado se desplaza hacia la región palmar. Puede asociarse la subluxación anterior del carpo.

Fuente: (Salinas, 2012)

Diagnóstico

Según Albadalejo et al. (2003) clínicamente las fracturas de la extremo distal del radio se manifiestan por el dolor, la impotencia funcional y la deformidad de la muñeca afectada, son comunes las deformaciones en dorso de tenedor para las fracturas de Colles, o deformidad en pala en la fractura de Smith (Albadalejo et al., 2003). De suceder esto, es necesario realizar una exploración inicial completa al paciente en donde se incluya la historia de la lesión, el mecanismo de la lesión es quizás el elemento de la historia más importante para ayudar a determinar el grado de energía involucrado, y se deben descartar lesiones asociadas.

Schneppendahl et al. (2012) consideran que los mecanismos específicos implican mayores o menores grados de lesión, no solo en el radio, pero también a los ligamentos, nervios y otros tejidos blandos asociados.

Ocasionalmente se puede producir un compromiso vascular, pero las lesiones neurológicas son relativamente frecuentes. La medición objetiva de la sensibilidad debe de estar documentadas, son esenciales la exploración con monofilamento, vibratoria, o discriminación entre dos puntos, antes y después de la reducción, el déficit neurológico más frecuente implica al nervio mediano, pero también pueden afectarse el nervio cubital y radial (Albadalejo et al., 2003; Schneppendahl et al., 2012). En el examen físico, se debe buscar signos de trauma directo del tejido no solo en la muñeca sino también en el codo, hombro y mano (Schneppendahl et al., 2012). Si se presenta dolor, aumento de volumen, incapacidad prono-supinación, calor, rubor, deformidad se debe hacer la evaluación neurológica (N. Mediano).

Clasificación

Medina et al. (2006) indica que una clasificación que ha prestado mucho interés es la que propone Diego Fernández, 1996, quien clasifica la fractura en dos dimensiones fundamentales, la primera, que aborda la lesión ósea, la de partes blandas y el mecanismo de producción y se describe en cinco tipos.

Tabla 3. Clasificación de Fernández con descripción

Tipo	Descripción	Diagrama
Tipo I	Fracturas por flexión de las metafisis extraarticulares por torcedura, como la de Colles (angulación dorsal) o la de Smith (angulación volar). Una cortical falla en tensión y la opuesta es conminuta e impactada.	
Tipo II	Fracturas parciales articulares del radio. Se producen por cizallamiento. Estas incluyen la de Barton volar y Barton dorsal y las fracturas estiloides radial.	
Tipo III	Fracturas que se producen por compresión y originan fracturas intraarticulares e impacto del hueso metafisiario. Estas incluyen las fracturas articulares complejas y las fracturas del pilon radial.	
Tipo IV	Fracturas por avulsión de las inserciones ligamentosas que suceden en las fracturas-luxaciones radiocarpianas.	
Tipo V	Fracturas combinadas (I, II, III y IV), surgen por los traumatismos de alta velocidad, incluida multitud de fuerzas y lesiones extensas.	

Fuente: (Green, 2007; Medina et al., 2016)

García (2011) recalca la importancia que ha tenido la AO en el tratamiento y manejo de las fracturas desde hace muchos años hasta la fecha y en la muñeca no es la excepción. La clasificación AO, que comprende también a las fracturas distales del cúbito, tiene grupos según referencia a la superficie articular y subgrupos hasta 3. Es la siguiente:

Tabla 4. Clasificación AO

Tipo	Descripción	Diagrama
Fracturas extraarticulares	A1: Fractura extraarticular del cúbito, radio intacto. A2: Fractura extraarticular del radio, simple e impactada. A3: Fractura extraarticular de radio, multifragmentaria.	
Fractura articular parcial. Plano Sagital.	B1: Fractura articular parcial. Plano Sagital B2: Fractura articular parcial del radio, Borde Dorsal (Barton) B3: Fractura articular parcial del radio, borde volar (Barton invertida, Goyrand-Smith)	
Fractura articular completa	C1: Fractura articular completa del radio, articular simple, metafisiaria simple. C2: Fractura articular completa del radio, articular simple, metafisiaria multifragmentaria C3: Fractura articular compleja del radio, multifragmentaria	

Fuente: (Albadalejo et al., 2003; Green, 2007)

Descripciones Eponímicas
•Fractura de Poutteau-Colles
Es una lesión extraarticular que se sitúa en la epífisis distal del radio, con desplazamiento dorsal (posterior) e inclinación radial. Son las más frecuentes dentro de las fracturas distales del radio (Serrano, 2008).

Etiología: Se produce en las caídas, cuando la persona inclina el cuerpo hacia adelante y al caer apoya la palma de la mano. Son frecuentes en pacientes postmenopáusicas por el factor de riego de la osteoporosis, en adultos mayores y en niños.

Mecanismo: directo, el traumatismo directo no se ha reportado en la literatura universal; indirecto es el más común, por el apoyo de defensa en la caída se produce habitualmente con la mano en extensión, primero se produce hiperextensión de la muñeca, luego compresión del radio.

Anatomía patológica: El trazo es horizontal; El fragmento distal se desplaza hacia la región dorsal de la muñeca y en sentido radial.

Esta fractura está dentro del grupo A2 (subgrupo 2) de la clasificación AO.

Diagnóstico: Además del dolor que es el síntoma más común, el paciente aqueja parestesia de los dedos. Se observa equimosis que puede extenderse a toda la mano.

La deformación tiene distribución típica, conocida como ''Fractura en dorso de tenedor'', puesto que el edema es más manifiesto en el dorso de la mano que corresponde al fragmento desplazado, simulando la forma de este utensilio doméstico, tener en cuenta como lesión asociada, signos de sufrimiento del nervio mediano.(García, 2011; Romero et al., 2011; Salinas, 2012)

•Fractura de Goyrand-Smith (o Colles invertida)
Es la fractura de la epífisis distal del radio con desplazamiento hacia la región palmar de la muñeca y desplazamiento de la articulación radiocubital inferior.

Etiología: Producida en las caídas cuando el cuerpo se inclina hacia delante. Es poco frecuente.

Mecanismo: Directo, es muy raro, un impacto sobre la región palmar; Indirecto, la caída es soportada con apoyo de la mano es flexión. El fragmento distal, al fracturarse, se traslada hacia la región anterior o palmar de la muñeca.

Anatomía patológica: El trazo es oblicuo y dirigido hacia atrás y hacia abajo, el fragmento distal se desplaza hacia delante, es decir hacia la región palmar de la muñeca.

Esta fractura se encuentra dentro del grupo A2 (subgrupo 3) de la clasificación AO.

Diagnóstico: el edema es algo característico y la deformación se presenta principalmente, en la región palmar o anterior de la muñeca, dando la imagen esquemática ''de vientre de tenedor invertido'' y desviación radial de la mano (García, 2011; Romero et al., 2011; Salinas, 2012).

• Fractura de Barton
Se denomina fractura marginal de radio, compromete las caras de la articulación del radio con daño de poca extensión.

Etiología: Son frecuentes y se producen por caída con apoyo de las eminencias tenar e hipotenar. También se producen por impacto violento sobre la muñeca.

Mecanismo: Se produce un efecto de cizallamiento y compresión en extensión o flexión.

Anatomía patológica: Son de 2 tipos: la fractura anterior y posterior.

Fractura anterior volar: Se produce por caída con apoyo de la mano en hiperextensión forzada, situación que da lugar a tracción del ligamento radioulnar, con el consiguiente arrancamiento (avulsión) del reborde óseo de la cara articular del radio.

Esta lesión pertenece al grupo B2, de la clasificación AO.

Clínicamente hay dolor y deformación de la muñeca, así como impotencia muscular (García, 2011; Romero et al., 2011; Salinas, 2012).

• Fractura de Chofer

Es una lesión intraarticular donde interviene la fractura de la apófisis estiloides del radio.

Etiología: Se produce en las caídas y provoca avulsión de la apófisis estiloides del radio.

Mecanismo: es la compresión del escafoides contra la estiloides con la muñeca en flexión dorsal y desviación cubital (como ocurría originalmente al golpearse la mano por retroceso de la manivela de arranque de los primeros automóviles, de ahí el nombre de fractura de chófer o de chauffeu). A menudo se asocia a lesiones ligamentosas intercarpianas (disociación escafosemilunar, luxación perilunar, fractura-luxación transescafoperilunar) (Romero et al., 2011).

Esta fractura está dentro del grupo B2 de la clasificación AO (Green, 2007).

• Fractura Die-Punch

Es una lesión intraarticular

Mecanismo: Es una fractura en la que hay un hundimiento de la fosa semilunar del radio distal como resultado de una carga transmitida a través del semilunar (García, 2011).

• Exámenes Complementarios

García (2011) indica que las proyecciones radiográficas usuales son: anteroposterior y lateral de muñeca, así como radiografías laterales con una elevación de 15 grados, para tener una adecuada observación de la superficie articular. También recomienda tomar todo el antebrazo para descartar la presencia de fracturas más proximales o de codo. En casos complejos se tendrá que pensar en solicitar radiografías de la mano contralateral para poder realizar mediciones adecuadas y descartar probables deformidades previas. Además, indica que:

La tomografía axial computada (TAC) y la resonancia magnética (RM), se han convertido en herramientas indispensables para el adecuado diagnóstico, tratamiento y pronóstico de las fracturas de muñeca.

La TAC nos permite la identificación de fragmentos intraarticulares que en las radiografías no sería posible observar y mucho menos diagnosticar. Además, nos permite encontrar lesiones óseas asociadas del carpo y estructuras de la mano.

La RM nos ayudará a diagnosticar lesiones de gran conminución en la muñeca y el carpo, las cuales se pueden asociar con lesiones de ligamento escafosemilunar, o demás ligamentos del carpo, así como rupturas del complejo fibrocartílago triangular (García, 2017, p.11).

• Fracturas estables o inestables

Serrano (2008) describe que una fractura es estable cuando "su desviación dorsal o palmar es < 5°, tiene un acortamiento menor de 2 mm y la conminución está ausente o es mínima" (p.148). En estos casos el mecanismo lesional es de baja energía, no se ha producido una pérdida de masa ósea y no se observa una impactación del foco de fractura. Se considera inestable si:

El mecanismo lesional es de alta energía, la desviación palmar o dorsal es > 20°, presenta un acortamiento > 2 mm, existe una conminución del foco de fractura, generalmente en la porción dorsal, tiene trazo intraarticular, se asocia a una fractura de la epífisis distal del cúbito, el paciente es mayor de 60 años ó después de la reducción de la fractura se observa un defecto óseo entre los fragmentos. (Serrano, 2008, p. 149)

Fajardo (2017) menciona que pese al del aumento del tratamiento quirúrgico invasivo de las fracturas del extremo distal del radio, muchas de ellas pueden tratarse de forma cerrada u ortopédica. Para decidir qué tratamiento ortopédico o quirúrgico puede ser de utilidad se puede considerar la clasificación universal combinada que menciona los siguientes factores:

1. Edad del paciente, actualmente un adulto de 70 años con actividad física o deportiva debe ser tratado como uno de 30.
2. Escalón articular, un desplazamiento mayor de 2 mm., es significativo y nos debe hacer optar por un tratamiento quirúrgico.
3. La inestabilidad metafisaria, tratamiento quirúrgico (Fajardo, 2017; Medina et al., 2016)

Como objetivos del tratamiento se tiene: congruencia articular, Alineación y longitud radial, Movimiento temprano de dedos, muñeca y antebrazo, estabilidad manteniendo la longitud y alineación hasta la consolidación de la fractura.

Tratamiento

Medina (2016) indica que respecto al tratamiento a seguir puede haber de dos tipos uno conservador y el otro con intervención quirúrgica. En el primer grupo se encuentra reducción ortopédica seguida de inmovilización con yeso. En el segundo grupo aparece la estabilización de la fractura mediante agujas de Kirschner percutáneas, "agujas incorporadas al yeso, artroscopia, fijación externa, reducción abierta y fijación interna con placas y tornillos, enclavijado intramedular cerrado, reducción abierta con aporte de injerto óseo o relleno de foco de fractura con otros sustitutos óseos" (Medina, 2016, p.443).

Una de cada cuatro de las fracturas tratadas de manera conservadora presentan desplazamientos secundarios y las que oscilan un escalón articular igual o mayor a 2 mm, evolucionan en un 90 % de los casos a artrosis precoz (Delgado et al., 2014). Esta y otras complicaciones se han visto "notablemente reducidas en la misma medida que se ha desarrollado el sistema de fijación, tanto el percutáneo como con el uso de fijadores externos e internos" (Medina et al., 2016, p.443).

• Tratamiento conservador:

Este tipo de tratamiento solo se recomienda en fracturas estables fracturas Fernández tipo I, previa maniobra de reducción, e inmovilización y control radiográfico posterior (Recomendación 1-A).

Los pasos que se deben utilizar para reducir e inmovilizar las fracturas del radio distal que van a tratarse de forma conservadora son:

1. La reducción puede realizarse con anestesia local, regional o general; la introducción de anestesia local en el foco de fractura suele ser suficiente para una maniobra de reducción convencional.

2. La reducción requiere tracción y manipulación de la fractura. Puede realizarse de forma manual o con anillos de tracción, consiguiendo ambos métodos tasas comparables de reducción aceptable (alrededor del 85% de los casos) (Serrano, 2008).

• Fractura Fernández tipo I (fractura por flexión, torcedura, extra articular)
• Bajo anestesia local intrafoco de fractura, y/o bloqueo radial
• En cuarto de procedimientos de emergencias realizar reducción cerrada de fractura
• Colocación de yeso "pinza azúcar" manera antiálgica.
• Cambio yeso "pinza azúcar" a las 2 semanas y colocación de muñequera.
• Valoración clínica – Radiografías cada 2 semanas con controles por Sala de yesos.
• En caso de desplazamiento o pérdida de la reducción, tratamiento quirúrgico inmediato en cualquier momento del tratamiento.

Aunque la Academia Americana de Cirujanos Ortopédicos (AAOS) directrices recomiendan semanalmente radiografía vigilancia durante 3 semanas después de la reducción y al cese de la inmovilización (Mauck & Swigler, 2018).

• Tratamiento quirúrgico
Dos o más criterios de inestabilidad que ya fueron nombrados se procederá al tratamiento quirúrgico.

Técnica sugerida
Fracturas Fernández tipo II, reducción abierta más fijación interna (RAFI) más osteosíntesis (OTS), con placa ángulo variable AVL, o placas ángulo fijo para radio distal placa de compresión dinámica (DCP) en T.

Fracturas Fernández tipo III, RAFI más OTS con placa ángulo variable AVL; Reducción cerrada y colocación de tutor de Colles y clavos kirschneer 1.8 mm percutáneos (tratamiento va depender imágenes de la TAC simple muñeca).

Fracturas Fernández tipo IV, no es útil en este tipo de fracturas realizara ligamentotaxis (No utilizar tutor Colles) tratamiento elección es RAFI más OTS con placa ángulo variable AVL.

Las fracturas tipo Fernández V , tratamiento es RAFI más OTS con placa ángulo variable AVL ; colocación de tutor de Colles y/o clavos kirschneer 1.8 mm percutáneos (Albadalejo et al., 2003; Padegimas & Ilyas, 2015).

El uso de tutor Colles, dependerá de:
   1) Edad del paciente mayor de 60 años
   2) Condiciones de la piel.
   3) Tipo fractura, multifragmentaria intraarticular
   4) Estado de mineralización del hueso, gran osteoporosis
   5) Fracturas expuestas

Las fracturas del extremo distal del radio requieren una reducción anatómica.
 • Cierre de la herida; Debe ser solo en un solo plano con Dafilon 3/0
 • Colocación de apósitos, venda de algodón watta y vendaje elástico suave.

Dia quince:
 • Revisión de herida quirúrgica y retiro de puntos
 • Evaluación clínica
 • Dolor
 • Estabilidad
 • Inicio de terapia de rehabilitación
 • Cita en tres semanas a control (al mes de operado)

Cuatro semanas
 • Evaluación clínica
 • Dolor
 • Estabilidad
 • Evaluación radiográfica AP y lateral de muñeca
 • Movilidad libre de toda la extremidad
 • No levantar peso ni realizar actividades de fuerza

Diez semanas
 • Evaluación clínica

- Dolor
- Estabilidad
- Evaluación radiográfica AP y lateral de muñeca
- Retiro de tutor de Colles y clavos kirschner en sala de yesos
- Inicio de Rehabilitación

Tercer mes
- Con control radiográfico
- Evaluar consolidación y material de Osteosíntesis.
- Evaluación funcional.
- Valoración de arcos de movilidad.
- Valoración funcional (Nottingham Health Profile) o (Escala de Morrey).

Criterios de alta:
- Al año de seguimiento de contar con buena pronosupinación, flexión de muñeca y de no haber secuelas.

• Complicaciones

Según (Seigerman et al., 2019) entre las complicaciones relacionadas se tienen:
- Irritación y la ruptura de un tendón
- Lesión del nervio mediano
- Lesión del nervio radial
- Mala unión de fractura
- Perdida de reducción
- Infección
- Artritis postraumática
- Síndrome del dolor regional complejo
- Tenosinovitis de Quervain (Seigerman et al., 2019).

1.Albadalejo, F., Chavarria, G., & Sánchez, J. (2003). Artículo. In Fisioterapia (Vol. 26, Issue).

2.Balbás, V. M., & Gómez, A. F. (2010). Proceso de atención de enfermería en las caídas del paciente geriatrico. In "Proceso de Atención de Enfermería en los Síndromes Geriátricos": Vol. Modulo II (pp. 1–110).

3.Beleckas, C., & Calfee, R. (2017). Distal radius fractures in the athlete. In Current Reviews in Musculoskeletal Medicine (Vol. 10, Issue 1, pp. 62–71). Humana Press Inc. https://doi.org/10.1007/s12178-017-9385-8

4.Calvo, J. (2019). Comparación del resultado funcional de distintos métodos de osteosíntesis en el manejo de las fracturas del extremo distal del radio en el adulto: revisión bibliográfica (p. 101). https://doi.org/10.1017/CBO9781107415324.004

5.Delgado, P., Figueredo, F., Rozas, M., & Truan, J. (2014). Revista española de artroscopia y cirugía articular. 21(1), 37–44. http://www.sciencedirect.com/science/journal/23863129

6.Díaz, R., & Chung, K. (2013). The evolution of distal radius fracture- A Historical Treatise. Hand Clin, 28(2), 105–111. https://doi.org/10.1016/j.hcl.2012.02.007.The

7.Fajardo, C. (2017). Caracterización del tratamiento de la fractura del extremo distal del radio tratados con fijación percutánea. Universidad de San Carlos de Guatemala.

8.García, F. (2011). www.medigraphic.org.mx Clasificación y métodos diagnósticos de las fracturas de muñeca. http://www.medigraphic.com/orthotips

9.Green. (2007). Cirugía de la mano. Editorial Marban.

10.Mauck, B. M., & Swigler, C. W. (2018). Evidence-Based Review of Distal Radius Fractures. In Orthopedic Clinics of North America (Vol. 49, Issue 2, pp. 211–222). W.B. Saunders. https://doi.org/10.1016/j.ocl.2017.12.001

11.Medina, C. E., Benet, M., & Marco, F. (2016). El complejo articular de la muñeca: aspectos anatofisiológicos y biomecánicos, características, clasificación y tratamiento de la fractura distal del radio The Wrist Joint Complex: Anatomical, Physiological and Biomechanical Aspects, Characteristics, Clas. http://medisur.sld.cu/index.php/medisur/article/view/3361

12.Meena, S., Sharma, P., Sambharia, A. K., & Dawar, A. (2014). Fractures of distal radius: an overview. Journal of Family Medicine and Primary Care., 3(4), 325–332. https://doi.org/https://doi.org/10.4103/2249-4863.148101

13.Padegimas, E. M., & Ilyas, A. M. (2015). Distal Radius Fractures. Emergency Department Evaluation and Management. In Orthopedic Clinics of North America (Vol. 46, Issue 2, pp. 259–270). W.B. Saunders. https://doi.org/10.1016/j.ocl.2014.11.010

14.Romero, B., Navarro, R., García, M., Santana, R., & Barroso, S. (2011). Fracturas del tercio distal de radio.

15.Rotella, J. M., Rotella, P. S., Martinez Martinez, F., & Moreno Fernandez, J. M. (2016). Fracturas del extremo distal del radio: resultados funcionales y radiográficos de 2 técnicas diferentes. Revista Latinoamericana de Cirugía Ortopédica, 1(4), 143–150. https://doi.org/10.1016/j.rslaot.2017.02.008

16. Salinas, B. (2012). Bases de la Traumatología para la atención primaria de la emergencia (1° ed.). Ingráfica.

17. Schneppendahl, J., Windolf, J., & Kaufmann, R. A. (2012). Distal radius fractures: Current concepts. In Journal of Hand Surgery (Vol. 37, Issue 8, pp. 1718–1725). W.B. Saunders. https://doi.org/10.1016/j.jhsa.2012.06.001

18. Seigerman, D., Lutsky, K., Fletcher, D., Katt, B., Kwok, M., Mazur, D., Sodha, S., & Beredjiklian, P. K. (2019). Complications in the Management of Distal Radius Fractures: How Do We Avoid them? In Current Reviews in Musculoskeletal Medicine (Vol. 12, Issue 2, pp. 204–212). Humana Press Inc. https://doi.org/10.1007/s12178-019-09544-8

19. Serrano, M. J. (2008). Radius distal fractures. Conservative treatment. In Revista Española de Cirugía Osteoarticular. N.o (Vol. 236).

CAPÍTULO 10

Cristhian Ramiro Vergara Macías

Mano Traumática

Introducción

Las lesiones traumáticas de la mano ocupan un importante lugar como causa de incapacidades por accidentes de tránsito o laborales alrededor de todo el mundo, acorde a la situación, las podemos dividir en heridas, traumatismos superficiales, fracturas, esguinces y amputaciones. Lesiones que dejan incapacidades parciales o permanentes en algunos casos, lo cual da idea de la elevada incidencia de estos y sus repercusiones socio – económicas; las lesiones que se asocian son óseas, tendinosas y neurovasculares. (Grado de Recomendación: I) (Nivel de Evidencia: C) (Arciénega, 2019, pág 1)

Es necesario preparar al profesional de salud médico de primer nivel de atención, que permitan diagnosticar y manejar de manera oportuna este tipo de traumatismos y disminuir las complicaciones derivadas de los mismos. (GR: I) (NE: B) (Valencia, 2019, pág 9)

Las técnicas apropiadas para la restauración de la mano a consecuencia de lesiones traumáticas tienen como objetivo resguardar en lo posible su configuración y funcionalidad, puesto que esta desempeña múltiples acciones en la vida diaria; si bien existen múltiples manejos para la corrección de los defectos en mano, la habilidad y creatividad que el cirujano debe poseer siguiendo los principios básicos de la reconstrucción serán concluyentes para un resultado óptimo, a pesar de la introducción microquirúrgica para la reconstrucción de estas lesiones, los colgajos pediculados continúan siendo los más factibles con resultados óptimos en situaciones en las que la microcirugía no puede ser considerada. (GR: I) (NE: C) (Arciénega, 2019, pág 1)

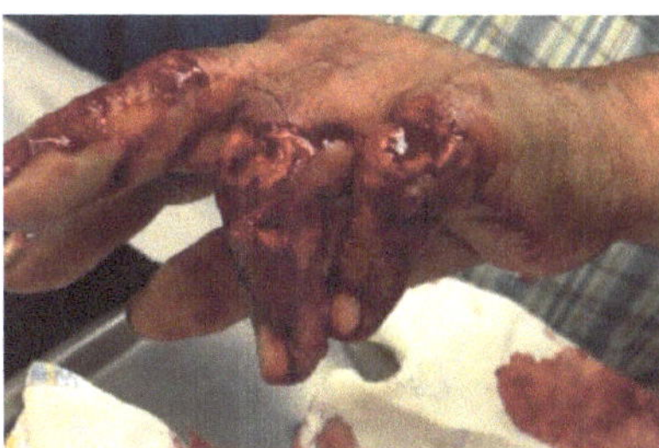

Imagen Trauma de Mano (2019)
Fuente: Cristhian Ramiro Vergara Macías

Definición

La mano puede recibir trauma por un gran número de elementos los mas comunes a raíz de heridas por: armas punzantes, cortopunzantes y contundente. (GR: I) (NE: A) (Izquierdo, 2017, pág 6 - 10)

Es importante una buena historia clínica, que debe describir: hora y lugar del trauma, agente y mecanismo del trauma, tipo de primeros auxilios que recibió, mano dominante, ocupación y edad; y corroborar si existieron antecedentes previos de trauma de mano. (GR: I) (NE: A) (Izquierdo, 2017, pág 6 - 10)

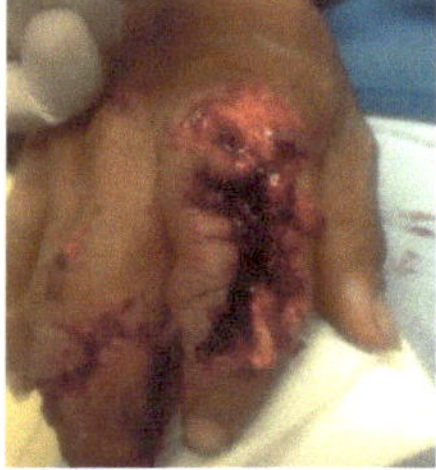

Imagen Trauma de Mano (2019)
Fuente: Cristhian Ramiro Vergara Macías

Diagnóstico
Examen Físico

La exploración clínica inicial es fundamental porque evalúa el tipo de lesión, después de esta observación, se revisa:

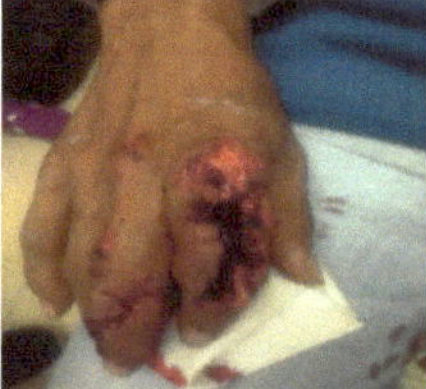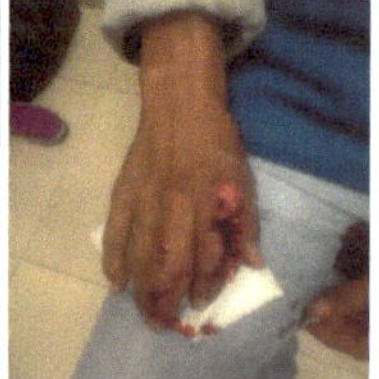

Imagen Trauma de Mano (2019)
Fuente: Cristhian Ramiro Vergara Macías

Compromiso Vascular (Test de Allen)

Prueba utilizada para conocer la vascularización de la mano, mediante integridad de arterias Radial y Cubital; el explorador ejerce presión sobre una de las arterias a estudiar, ocluyéndola, luego el paciente cierra la mano, y esta perderá coloración la palma al soltarla y relajarla, el color de la mano en el área estudiada debería regresar máximo a los 5 segundos, sino la vascularización puede estar comprometida. (GR: I) (NE: B) (Román, 2018, pág 2)

Siguiente medida se realiza test de lecho ungueal, dependiendo si la ubicación es predominio distal en alguna falange; predominio de hematoma o hemorragia pulsátil también orienta compromiso de este tipo. (GR: I) (NE: C) (Vélez, 2018, pág 2)

Compromiso Nervioso

La lesión de un nervio tiene consecuencias motoras y sensitivas. En un razonamiento común se compara siempre el área sana de un sector con el sector afectado parecido, la exploración consiste en revisar nervio radial (muñeca), cubital (alrededor de dedo meñique) y mediano (dedo índice). (GR: I) (NE: C) (Villela, 2017, pág 3)

Compromiso Muscular Tendinoso

La exploración es en función de la muñeca, si esta se mueve en sentido de flexión, los dedos se extienden y luego viceversa, si la muñeca hace extensión, los dedos tienen a orientar una flexión (en cascada: el meñique se flexiona más comparado al índice). Otro método muy útil es que se ejerce un bloqueo sobre los dedos que no se quiere explorar y se pide que mueva el dedo en estudio para comprobar su integridad, tanto para movimientos de flexión (falange proximal = flexor superficial; falange distal = flexor profundo) y de extensión; alguna falla en estas exploraciones o anormalidades, nos orienta a que el sistema musculo-tendinoso se encuentra afectado. (GR: I) (NE: B) (Quispe, 2019, pág 10)

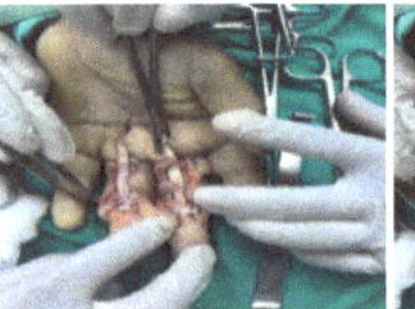 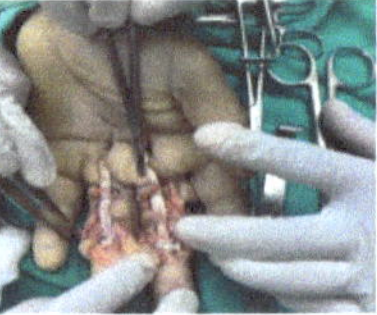 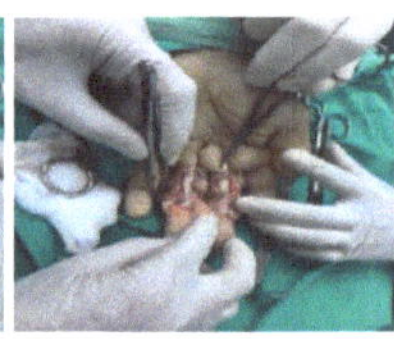

Imagen Trauma de Mano comprobación de Integridad de Tendones (2019)
Fuente: Cristhian Ramiro Vergara Macías

Osteoarticular

Las fracturas son los ejemplos de este compromiso, normalmente ocurren mas en hombres que mujeres. Se caracteriza por dolor localizado, deformidad, hematomas y edema progresivo. La fractura se puede clasificar por ubicación, patrón, abierta o cerrada, desplazada o no. (GR: IIa) (NE: C) (Apa, 2018, pág 3)

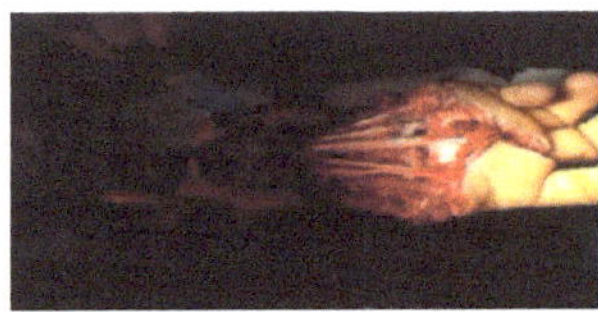 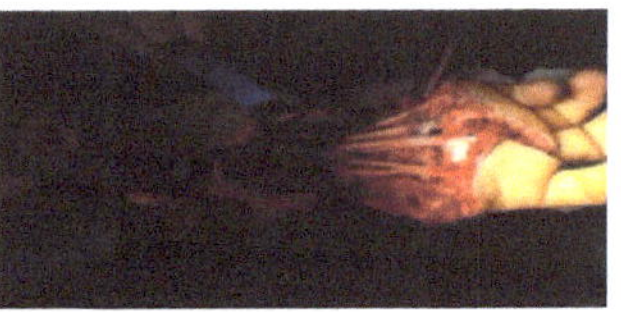

Imagen Trauma de Mano integridad osteoarticular (2019)
Fuente: Cristhian Ramiro Vergara Macías

Exámenes Complementarios (Imágenes)

Siguiente paso es una imagen radiológica simple que ayuda a encontrar fracturas y luxaciones. La Tomografía (Tac) es útil como siguiente paso para planificación y decisión quirúrgica de lesiones óseas y por último usar una Resonancia Magnética (RM) para ayudar en orientación si existe complicación de lesiones de partes blandas. (GR: I) (NE: C) (Rendón, 2016, pág 4)

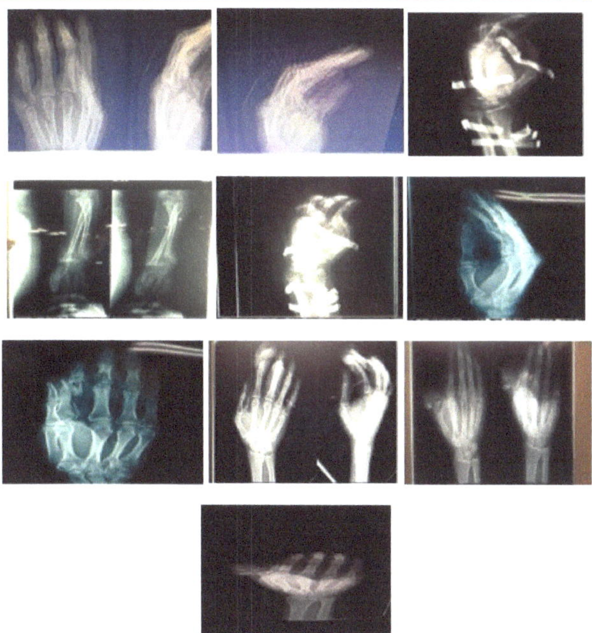

Imágenes Radiológicas de Trauma de Mano (2019)
Fuente: Cristhian Ramiro Vergara Macías

Tratamiento

En el caso de ser una herida cortante de alguna parte de la mano o falange, el manejo puede ser considerado con cirugía menor: limpiar con gasas, apósitos, solución salina, curación de la herida, se realiza previo bloqueo local con anestesia troncular (evitando usar epinefrina, por compromiso de la microcirculación ya que la vasoconstricción excesiva causa daño en zonas nacaradas o de baja vascularización). (GR: I) (NE: A) (Hoyos, 2019, pág 6)

Las heridas de mano a veces al llegar a la emergencia se acompañan con un sangrado activo, si esto ocurre lo principal es evitar la perdida de sangre, cubriendo con una gasa, compresa o material al alcance. (GR: IIa) (NE: C) (Martínez, 2017, pág 6)

En el caso de avulsión o arrancamiento del dedo se tiene que ingresar a quirófano, valorar el estado del dedo libre y considerar si se puede reconectar quirúrgicamente a la articulación. (GR: IIa) (NE: C) (Hernández, 2017, pág 4)

Inmovilización de la mano es un principal manejo para el caso de fracturas de mano; el tratamiento conservador se aplica a fracturas no desplazadas de metacarpianos y falanges. (GR: IIa) (NE: C) (Hernández, 2017, pág 5)

Dentro del el manejo antibiótico debe utilizarse cefalosporinas de primera generación (cefazolina o cefalexina) al momento del manejo inicial. (GR: IIa) (NE: C) (Hernández, 2017, pág 6)

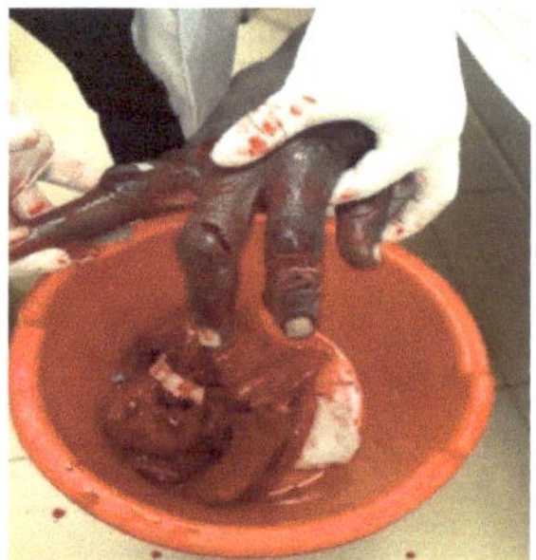

Imagen Trauma de Mano, curación y limpieza de herida (2019)
Fuente: Cristhian Ramiro Vergara Macías

La osteosíntesis mediante tornillos y/o miniplacas permiten una estabilidad primaria precoz permitiendo una recuperación en menor tiempo. (GR: IIa) (NE: B) (González, 2018, pág 9)

¿Cuándo Remitir al siguiente nivel de atención?
Al momento de decidir que el paciente por el grado de daño debe pasar al siguiente nivel de atención por especialidad, debe cumplir alguna de estas situaciones:

• Heridas con pérdida de piel
• Trauma de mano por aplastamiento o ablución
• Amputación
• Sospecha de síndrome compartimental
• Trauma abierto o cerrado con compromiso de alguno de los mencionados en este capítulo (tendinoso, muscular, nervioso, vascular).

(GR: IIa) (NE: C) (Riquelme, 2019, pág 7)

Siempre es importante conocer sus limitaciones y cuando solicitar ayuda a un siguiente nivel de atención, para no perjudicar la integridad de la mano de un paciente.

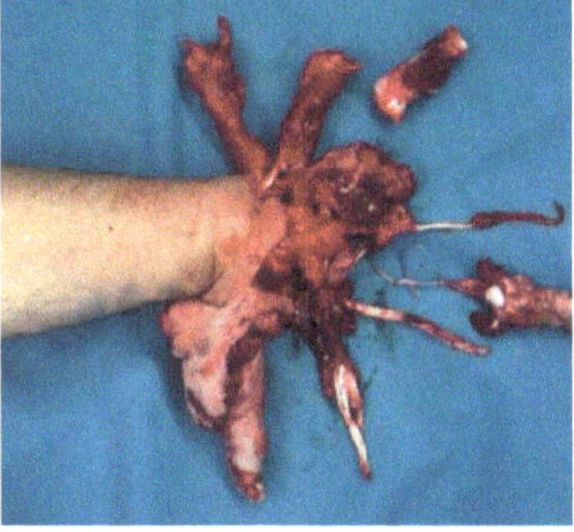

Imagen Trauma de Mano herida abierta con desprendimiento de dedos (2019)
Fuente: Cristhian Ramiro Vergara Macías

Con fracturas cerradas se pueden hacer inmovilizaciones o reducciones simples, luego de realizar cualquier procedimiento siempre es recomendable realizar una radiografía de control. Si estas fallan entonces se remite a especialidad quirúrgica mas cercana y se hará una reducción cerrada y luego una abierta. (GR: I) (NE: C) (Rivas, 2017, pág 11)

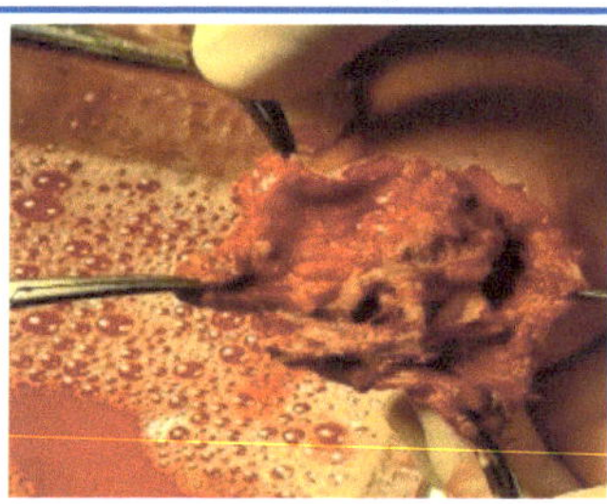

Imagen Trauma de Mano de desprendimiento (2019)
Fuente: Cristhian Ramiro Vergara Macías

Pronóstico

En el trauma de mano depende de la evaluación y manejo inicial, imprescindible un buen examen físico, que debe estudiar sistema vascular, nervioso, musculotendinoso y osteoarticular. (GR: IIb) (NE: C) (Torreblanca, 2017, pág 13) (León, 2019, pág 11)

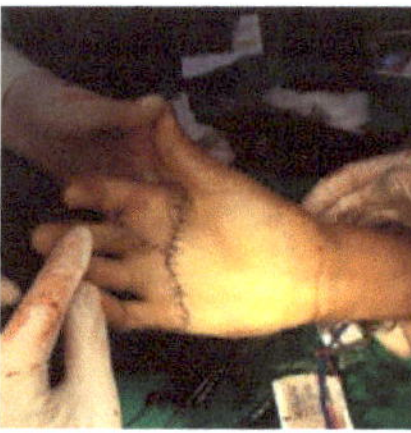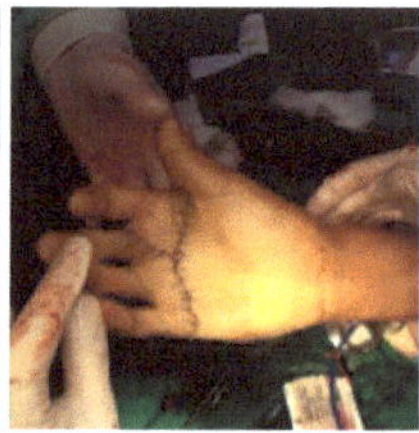

Imagen Trauma de Mano sutura del procedimiento (2019)
Fuente: Cristhian Ramiro Vergara Macías

Particularidades
Fracturas Abiertas

En este caso se tiene que decide si el paciente amerita inmunización antitetánica, se limpia con solución salina, se administra una vía con solución salina y antibióticos de primera línea, remitir lo más pronto a especialidad. (GR: IIa) (NE: C) (Tejada, 2016, pág 5)

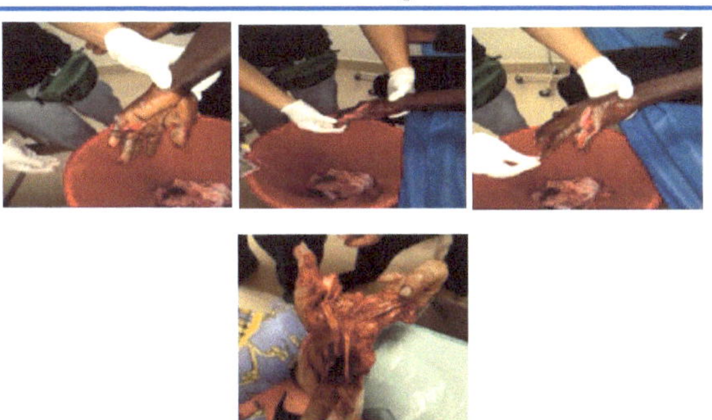

Imágenes Trauma de Mano aplicando limpiezas, curación y apreciación de herida abierta (2019)
Fuente: Cristhian Ramiro Vergara Macías

Amputación de Pulpejo

Cuando esta ocurre se diferencia si hay exposición ósea o no, al no tenerla entonces se puede realizar curación y limpieza en primer nivel de atención; la exposición ósea en cambio orienta a tener que ubicar un colgajo encima de la herida ocasionada (realizado en quirófano por especialidad). (GR: IIa) (NE: C) (Imigo, 2018, pág 3)

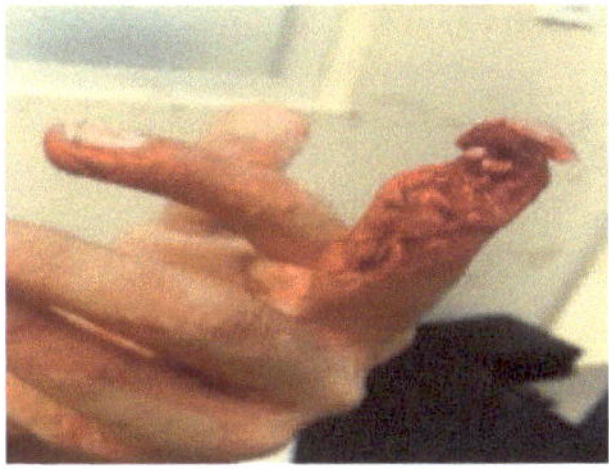

Imagen Trauma de Mano Cortada de pulpejo con exposición ósea (2019)
Fuente: Cristhian Ramiro Vergara Macías

Amputaciones del resto de dedo(s)

El objetivo principal es mantener la estabilidad hemodinámica del paciente, luego valoración de posible antitetánica, solución salina más administración de antibióticos de primera línea. Para un reimplante de la parte separada, esta tiene que ser enfriada lo más rápido posible, encerrarla en una bolsa con abundante hielo menor o igual de 4 grados centígrados. Mayor tiempo separado aumentará la isquemia y será menor la posibilidad de re implante. (GR: I) (NE: A) (Izquierdo, 2017, pág 6 - 10)

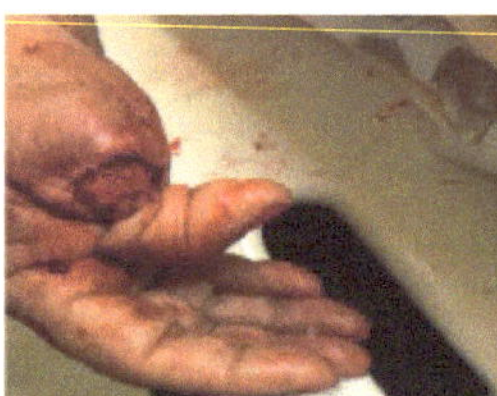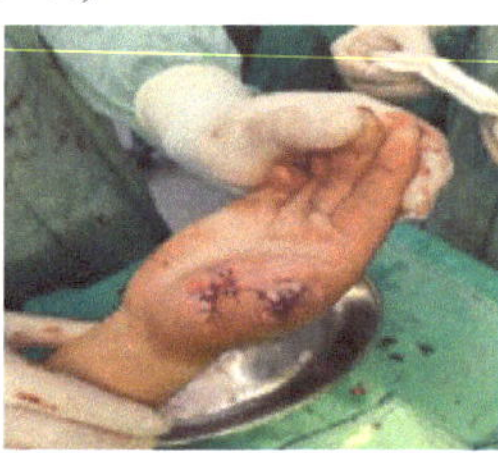

Imagen Trauma de Mano con Amputación (2019)
Fuente: Cristhian Ramiro Vergara Macías

Trauma Ungueal

Comúnmente evolucionan con hematomas acumulados debajo del lecho, se tiene que mantener en observación ambulatoria, porque 70% de casos se reabsorben, si seguimos una conducta expectante con higiene y cuidados básicos; en caso de avulsión se valora si es posible la reinserción de esta o no. (GR: I) (NE: C) (Cedeño, 2016, pág 9)

Anexos

Fotos tomadas de mi autoría a lo largo de mi carrera:

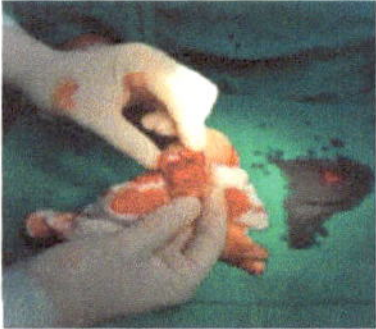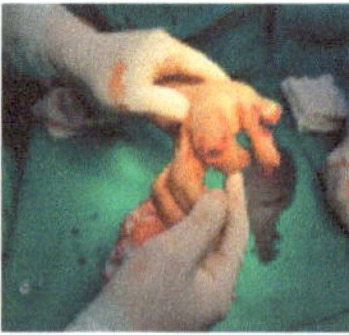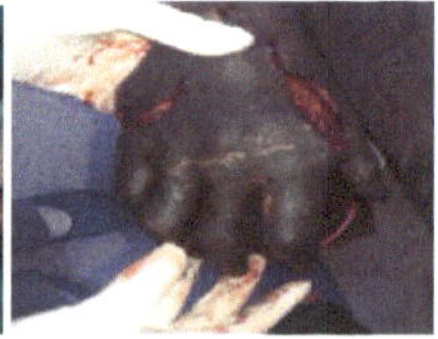

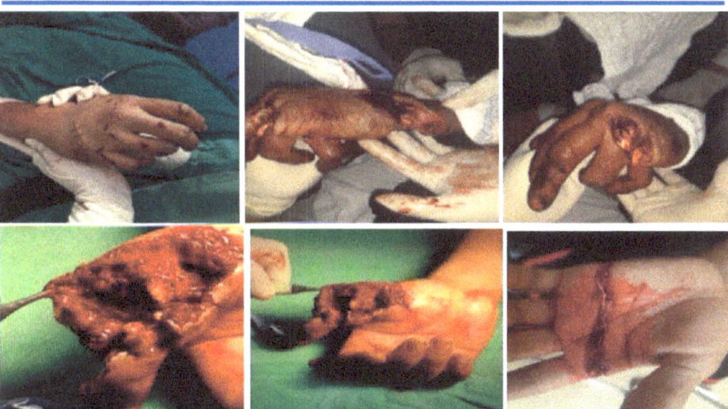

Imágenes Trauma de Mano (2019)
Fuente: Cristhian Ramiro Vergara Macías

Explicación básica de Grados de Recomendación y Niveles de Evidencia (GR y NE):

Tabla 1. Clases de Recomendación

Grados de recomendación	Definición	Expresiones Propuestas
Clase I	Evidencia y/o acuerdo general en que un determinado procedimiento diagnóstico-tratamiento es beneficioso, útil y efectivo	Se recomienda/ está indicado
Clase II	Evidencia conflictiva y/o divergencia de opinión acerca de la utilidad/eficacia del tratamiento	
Clase IIa	El peso de la evidencia/opinión está a favor de la utilidad/eficacia	Se debe considerar
Clase IIb	La utilidad/eficacia está menos establecida por la evidencia/opinión	Se puede recomendar
Clase III	Evidencia o acuerdo general en que el tratamiento no es útil/efectivo y en algunos casos puede ser perjudicial	No se recomienda

Tabla 2. Niveles de Evidencia

Nivel de evidencia A	Datos procedentes de múltiples ensayos clínicos aleatorizados o metaanálisis
Nivel de evidencia B	Datos procedentes de un único ensayo clínico aleatorizado o de grandes estudios no aleatorizados
Nivel de evidencia C	Consenso de opinión de expertos y/o pequeños estudios, estudios retrospectivos, registros

1.Arciénega Llano, E. R., Ovando Arciénega, D. I., & Soliz Alconz, H. V. (2019). Colgajo toracoabdominal para la cobertura de lesión traumática de mano. Gaceta Médica Boliviana, 42(1), 65-69.

2.Valencia, A., & Francisco, D. (2019). Características de mano traumática en Hospital Ministerio de Salud II-2, Piura, 2013-2017.

3.Román, J. L., Olivera, M., & Valenzuela, C. (2018). Reparación de quemadura eléctrica en mano con colgajo de Mcgregor. Experiencia en Hospital tipo 2. Reporte de caso. Revista Médica Clínica Las Condes, 29(3), 360-364.

4.Vélez-Sierra, H., Lopez-Rios, A., & Diaz-Valencia, P. (2018). en Mano Atendidos en el Hospital Universitario San Vicente Fundación durante el año 2015. Iatreia, 31(SUPLEMENTO 2).

5.Villlela, L. E. A. (2017). Caracterización de pacientes con trauma de mano. Revista Ciencia Multidisciplinaria CUNORI, 1(1), 27-32.

6.Quispe Calli, F. (2019). Factores de riesgo de lesiones traumáticas de la mano en el ámbito laboral en el servicio de traumatología del Hospital Regional Manuel Núñez Butrón Puno 2019.

7.Hoyos Restrepo, J. D., & Melendez Florez, G. L. (2019). Trauma Abierto De Mano. Estudio De Cohorte ESE Hospital Universitario De Santander (Doctoral dissertation, Universidad Industrial de Santander, Escuela de Medicina, Departamento De Cirugía).

8.Apa, S. N., & Rodríguez, J. C. (2018). Diseño de colgajos radiales para reconstrucción de defectos de la mano y estudio de las perforantes que los componen. Cirugía Plástica Ibero-Latinoamericana, 44(3), 319-326.

9.Rendón, J. F. G., Arango, J. D. M., Henao, G. A. G., Velásquez, J. B., & Téllez, C. H. O. (2016). Rehabilitación de la mano con órtesis robóticas. Revista Colombiana de Medicina Física y Rehabilitación, 26(2), 174-179.

10.Martínez-Álvarez, S., Maldonado-Morillo, A., Vara-Patudo, I., Martínez-González, C., & Miranda-Gorozarri, C. (2017). Resección de radios de la mano en pacientes pediátricos. Revista Española de Cirugía Ortopédica y Traumatología, 61(4), 233-239.

11.Hernández, U. F., Salgado, J. L. V., Pérez, S. H., Ordoñez, J. D. J. M., & Arreguín, J. A. (2017). Presurgical handling of old flexor tendon trauma with botulinum toxin application. Cirugía Plástica, 26(3), 140-145.

12.González Cely, A. M. (2018). Manual De Disección De Colgajos En Mano (Doctoral dissertation, Universidad Industrial de Santander, Escuela de Medicina, Departamento De Cirugía).

13.Riquelme, P. R., & Hoppe, E. U. (2019). Manejo de la osteomielitis de la mano: revisión a propósito de un caso clínico. ARS MEDICA Revista de Ciencias Médicas, 44(2), 17-22.

14.Rivas Pinto, P. A. (2017). Desarrollo de una prótesis de mano, acoplable al muñón, para jóvenes con mutilaciones traumáticas (Bachelor's thesis, Pontificia Universidad Católica del Ecuador).

15.Cedeño Sarmiento, p. J., & Molina Vélez, o. A. (2016). Manejo reconstructivo de trauma de mano abierto y su compromiso funcional en pacientes atendidos en el área de cirugía del hospital general de jipijapa septiembre 2015-febrero 2016 (doctoral dissertation).

16. Izquierdo, Y. E., Páramo, E. C., Castañeda, L. M., Gómez, S. V., & Zambrano, F. S. (2017). Cambios radiográficos del penacho de la falange distal de las manos, en pacientes con artritis reumatoide. Revisión sistemática. Revista Colombiana de Reumatología, 24(1), 32-39.

17. Imigo, F., Cárcamo, L., Cárcamo, F., Zárate, C., Fonfach, C., Duhalde, I., ... & Sánchez, A. (2018). Trauma vascular de extremidad superior. Manejo en la etapa aguda. Cuadernos de Cirugía, 25(1), 59-66.

18. Tejada-Llacsa, P. J., & Cruz Pioquinto, W. (2016, January). Enfisema subcutáneo no infeccioso en mano: reporte de un caso. In Anales de la Facultad de Medicina (Vol. 77, No. 1, pp. 51-53). UNMSM. Facultad de Medicina.

19. Torreblanca Quispe, M. C. (2017). Tratamiento fisioterapéutico en lesiones complejas de la mano.

20. León, J. I. (2019). Técnica WALANT: Aplicación en cirugía de mano: reparación de lesiones tendinosas con movilidad activa transquirúrgica. Revista Ecuatoriana de Ortopedia y Traumatología, 8(3), 47-51.

CAPÍTULO 11

Karla Christina Enriquez Lozada
Dedo en Gatillo

Introducción

La tenosinovitis estenosante, comúnmente conocida como dedo en gatillo es una de las patologías más comunes que provocan dolor y rigidez de la mano. Consiste en el engrosamiento de la polea por la que discurre el tendón del dedo afectado ocasionando un chasquido al momento de pasar de flexión a extensión y en varios casos llega a causar un "atrapamiento" del dedo en posición de flexión (Jeanmonod, 2020). Fue descrito por primera vez en el año 1850 por Notta, quien hablo de un engrosamiento palpable en la región metacarpofalángica al cual denomino Nódulo de Notta (Pandey, 2012).

No se conoce claramente su causa, sin embargo, se asocia esta condición a actividades repetitivas o laborales. Se presenta en uno o varios dedos de cada mano y puede llegar a ser bilateral. Aproximadamente 2% de la población general es afectada por el dedo en gatillo, siendo más común en las mujeres (6:1) dentro de la quinta a sexta década de vida (Blazar, 2019). También se habla de un segundo pico de incidencia en pacientes menores de 8 años con un riesgo de 0,2%, se presenta como una fijación en flexión del dedo pulgar. (Giugale, 2015).

Pacientes que presentan patologías de base como la diabetes mellitus (sin control glicémico), artritis reumatoide, hipotiroidismo, gota, falla renal y la amiloidosis (depósitos de proteínas) tienen predisposición de padecer esta patología. No se ha encontrado relación con el embarazo. (Akhtar, 2015).

En pacientes pediátricos la presentación del dedo en gatillo es distinta y por ende no debe ser manejada del mismo modo que en los adultos. El dedo pulgar es el más afectado en la infancia con una relación 10:1 en comparación con el resto de los dedos. Si bien se habla de que en los niños es común la resolución espontánea, se debe hacer un seguimiento para poder intervenir a tiempo en caso de que sea necesario. Generalmente se presenta desde los dos años como episodios de chasquidos que evolucionan a una contractura en flexión. Varios estudios han dado de baja la teoría de que el dedo en gatillo sea una patología congénita, al contrario, se ha demostrado que es adquirida (Shah, 2012).

El dedo en gatillo se produce por una discrepancia en el diámetro del tendón flexor y su polea (A1) a la altura de la articulación metacarpofalángica (Figura 1). Histopatológicamente se produce una metaplasia fibrocartilaginosa de la vaina tendinosa y una hipertrofia de la polea A1, lo que se evidencia como un nódulo (Figura 2) que imposibilita que se deslice suave y delicadamente el tendón flexor bajo la polea (Blazar, 2019). Como resultado el paciente debe aumentar la tensión para lograr forzar el deslizamiento del tendón por la polea engrosada y al lograrlo se produce un movimiento rudo acompañado de un chasquido característico que se conoce como "dedo en resorte" (Langer, 2017). En casos graves de la patología el tendón flexor es forzado a flexionar, pero es imposibilitado a extender ocasionando un "atrapamiento" del dedo afectado que le da el nombre característico de dedo en gatillo.

Figura 1 Anatomía normal mostrando el tendón flexor, la polea y la vaina sinovial.

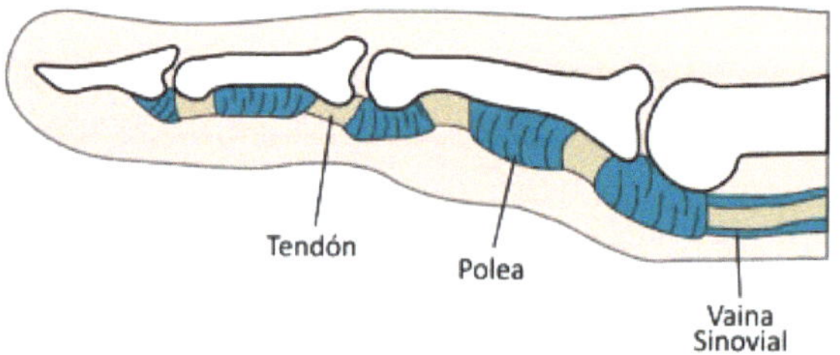

Figura 2 Anatomía anormal mostrando un tendón engrosado (Nódulo de Notta) que se atrapa en la polea A1

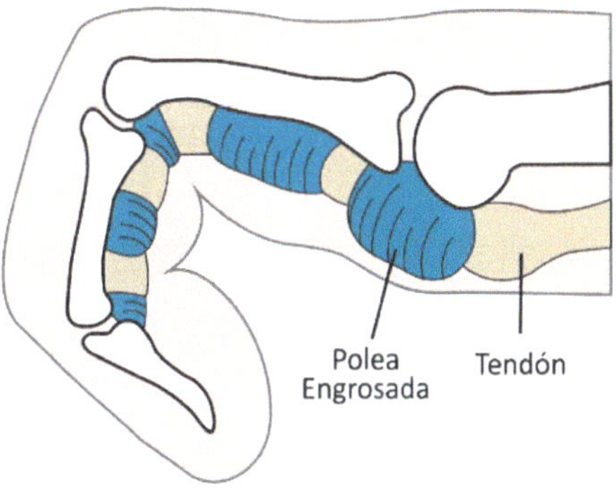

En los niños el pulgar en gatillo se asemeja al dedo en gatillo del adulto, se encuentra el nódulo de Notta en la polea A1 que causa el engatillamiento y posterior contractura de la articulación interfalángica distal. Mientras que en el dedo en gatillo pediátrico se presenta un nódulo palpable en la articulación metacarpofalángica originada en el flexor de los dedos profundo o superficial (Shah, 2012).

Inicialmente se presenta como un chasquido indoloro o un atasco transitorio durante la flexión de uno o varios dedos afectos. Progresa a episodios de dolor que inician en la región volar de la articulación metacarpofalángica que se irradian a la región palmar e incluso a distal del dedo en cuestión (Tabares, 2017). Se ha descrito que el dolor más el atrapamiento pueden provocar una contractura en la articulación interfalángica distal. El atrapamiento del dedo en flexión mejora cuando el paciente frota el área afectada o en el transcurso del día mejora gradualmente.

Diagnóstico

Para determinar el diagnóstico se debe realizar una historia clínica y examen físico orientado a las molestias del paciente. Se solicita al paciente que coloque el dorso de la mano sobre una superficie plana y que realice flexión activa de los dedos hasta lograr escuchar el chasquido o visualizar el atrapamiento del dedo. Si no se logra evidenciar estos signos, el examinador puede colocar sus dedos en la articulación metacarpofalángica buscando la falta de fluidez en el movimiento o sensación del chasquido (Henton, 2012). También se debe valorar la presencia de dolor o sensibilidad en el trayecto por el que discurre el tendón de la mano afectada y no olvidarse de que pueden estar afectados múltiples dedos de la mano por lo que se debe hacer una valoración completa. En la mayoría de los casos es claramente palpable un nódulo o engrosamiento del tendón el cual no debe ser confundido con otras patologías de mano.

Podemos encontrar cuatro grupos de clasificación dependiendo el grado evolutivo de la lesión, los cuales nos servirán de guía para la elección del tratamiento, son detallados a continuación:

Tabla 1. Severidad del Dedo en Gatillo según Quinnell

GRADO 0	Movimiento normal, crepito leve
GRADO 1	Movimiento irregular, dolor a la flexión, presencia de chasquido y atrapamiento no demostrable
GRADO 2	Atrapamiento demostrable que se corrige con extensión activa
GRADO 3	Atrapamiento demostrable que se corrige con extensión pasiva
GRADO 4	Atrapamiento demostrable que no se corrige, contractura en flexión

Hay condiciones que pueden presentar síntomas similares a los del dedo en gatillo como atrapamiento, dolor en la articulación metacarpofalángica, perdida de movimiento, nódulos palpables e inflamación. Algunos de los diagnósticos diferenciales incluyen:

Contractura de Dupuytren – perdida de la capacidad de extensión del dedo afecto resultando en una flexión crónica indolora. Evoluciona de un nódulo palpable hasta formar una cuerda fibrosa de la fascia palmar.

Esguince de la articulación metacarpofalángica – aparición posterior a trauma de la mano, se evidencia sensibilidad e incapacidad de flexión completa. (Blazar, 2019)

Periartritis calcificante – proceso inflamatorio asociado a depósitos de calcio (hidroxiapatita) en las articulaciones de mano y muñeca, se acompaña de los signos clásicos de inflamación, no se evidencia chasquido. En las radiografías se evidencia alteraciones espiculadas en los huesos.

Tenosinovitis (no infecciosa) – dolor e inflamación en todo el trayecto por el que discurre el tendón flexor, se asocia a artritis reumatoide o artritis reactiva. Mejora con la administración de antiinflamatorios no esteroideos y corticoide sistémico. (Langer, 2017)

Síndrome de la mano diabética – limitación para la apertura y cierre completo de la mano, totalmente indoloro, afecta a las articulaciones metacarpofalángicas y/o interfalángicas. Afecta a todos los dedos de la mano y la piel toma una apariencia brillante por el cambio en la composición del colágeno (Blazar, 2019).

Si bien el diagnostico de dedo en gatillo se realiza a partir de los datos clínicos, se puede utilizar la ecografía como apoyo. Se mencionan tres hallazgos particulares (Guerini, 2008):

1. En condiciones normales el grosor de la polea A1 es de 0,5mm. En pacientes con dedo en gatillo el grosor varía de 1.1 a 2.9mm.
2. Con ayuda del Eco Doppler se puede evidenciar una hipervascularización en la polea A1.
3. Capacidad de reconocer si el gatillazo es producido por una tendinosis o por una tenosinovitis. También podemos identificar quistes que se formar alrededor de la vaina tendinosa.

La ecografía tiene una importancia absoluta al momento de realizar infiltraciones percutáneas de corticoide como tratamiento.

Se rechaza el uso de radiografía o tomografía para el diagnostico de dedo en gatillo.

Tratamiento

El objetivo principal del tratamiento es aliviar el dolor y mejorar la funcionalidad de la mano o manos comprometidas.

Manejo conservador

Para el manejo inicial del dedo en gatillo se recomiendan medidas no invasivas. Se pueden iniciar dosis de antiinflamatorios no esteroideos (AINES) más calor para desinflamar el tendón comprometido. Los pacientes podrán continuar con las actividades diarias, pero deben evitar todo movimiento que produzca o empeore el dolor en la mano. Para ello se recomienda inmovilizar la articulación metacarpofalángica con una férula de aluminio de 3 a 6 semanas (Recomendación IC). Se ha evidenciado que con el uso de la férula por si sola mejoran hasta un 93% los casos de atrapamiento y un 54% sienten que su problema ha desaparecido. El uso de la férula dependerá de cada paciente en relación con el momento del día que presentan atrapamientos, por ejemplo, uso nocturno, diurno o solo al momento de realizar actividad (Blazar, 2019).

En pacientes pediátricos el diagnóstico se realiza a los dos años y a partir de aquí se puede realizar un manejo conservador basado en masajes que mejoran la contractura de la articulación interfalángica distal y observar por dos años. Sin embargo, si en dos años no se ha evidenciado una resolución espontánea, se debe optar por descontinuar el manejo conservador y realizar liberación del tendón por medios quirúrgicos (Shah, 2012).

Glucocorticoides

En aquellos pacientes en los que el tratamiento conservador no ha mejorado los síntomas o que los síntomas iniciales son severos, se puede optar por una inyección local de glucocorticoide. De preferencia deben ser de acción intermedia acompañados de un anestésico local (Tabla 2). Se puede repetir el procedimiento hasta 3 veces con un intervalo de 6 semanas (Recomendación IA) (Blazar, 2019). En pacientes pediátricos no se recomienda el uso de glucocorticoide. Población que presenta diabetes no se evidencia mejoría significativa con la inyección de glucocorticoide (Langer, 2017).

Tabla 2. Fármacos y dosis utilizados en el tratamiento de tenosinovitis estenosante

AINES

Ibuprofeno

Administrar 200 – 400mg cada 4-6 horas por un máximo de 14 días

Naproxeno

Administrar 500mg cada 12 horas por un máximo de 14 días

GLUCOCORTICOIDES

Metilprednisolona

Administrar 4-10mg dependiendo del grado de inflamación

Triamcinolona

Administrar 2.5-5mg dependiendo del grado de inflamación

Cirugía

Optamos por la cirugía cuanto los métodos conservadores han fallado y se ha realizado administración de glucocorticoide por tres ocasiones con 6 semanas de diferencia sin mejoría aparente. Los pacientes con mejor pronóstico postquirúrgico son aquellos que no presentan contractura interfalángica distal previa cirugía y pacientes no diabéticos (Blazar, 2019).

La cirugía percutánea es la más utilizada actualmente por sus beneficios y pocas complicaciones. Consiste en colocar la mano afectada en posición volar sobre una superficie volar sobre una superficie plana, luego se procede a anestesiar la zona donde se realizará el procedimiento, con una aguja de calibre 16G se introduce de manera perpendicular sobre la polea A1 y con movimientos sutiles se debe seccionar la misma intentando no lesionar el tendón. Una forma de asegurarse de que el tendón no está en riesgo es pedir al paciente que flexione y extienda el dedo, si la aguja se mueve se procede a retirar unos cuantos milímetros hasta que ya no se mueva (Brotat, 2014). El uso de ecografía para guiar el procedimiento es válido y ampliamente recomendado.

Estudios demuestran que la cirugía percutánea guiada por eco y la cirugía abierta para liberar la polea A1 tienen la misma efectividad (Recomendación IB). Ambas muestran una recurrencia de apenas 3%. Sin embargo, en pacientes pediátricos con dedo en gatillo se prefiere la técnica abierta ya que el nódulo se encuentra en el flexor profundo y corto de los dedos (Shah, 2012). Las complicaciones más frecuentes son infección de sitio quirúrgico, lesión del nervio digital, protrusión del tendón flexor hacia la palma (Fiori, 2018). Los pacientes pueden reanudar sus actividades cotidianas dentro de los primeros días posoperatorio.

Rehabilitación física
Es importante que durante el postquirúrgico los pacientes realicen rehabilitación o terapia física para mejorar el resultado de la cirugía, independientemente si es abierta o percutánea. No hay evidencia que demuestre que por sí sola la rehabilitación pueda mejorar los síntomas de engatillamiento. Se educa al paciente para que mejore la flexibilidad y mantenga la funcionalidad de la mano. El uso de calor en la zona afectada promueve la circulación y la cicatrización. El uso de técnicas con láser ayuda a disminuir la inflamación del tejido (Turchin, 2010). Se ha estudiado ampliamente la terapia con onda de choque extracorpórea (ESWT) que básicamente emite ondas de sonido que estimulan a la cicatrización y disminuye la inflamación del tejido. En un estudio realizado por Yildirim (2016) se evidencia que tres sesiones de onda de choque extracorpórea tienen la misma eficacia de una infiltración de corticoide para mejorar la severidad de los síntomas y la funcionalidad de la mano.

1.Pandey, S. Pandey, A. (2012). Diagnóstico en Ortopedia Clínica Tercera Edición. JP Medical Ltd.

2.Jeanmonod, R., Harberger, S., & Waseem, M. (2020). Trigger Finger. In StatPearls. StatPearls Publishing.

3.Blazar, P., Aggarwal, R. (2019). Trigger finger (stenosing flexor tenosynovitis). En: UpToDate, Post, TW (Ed), UpToDate, Waltham, MA.

4.Akhtar, S., Bradley, M. J., Quinton, D. N., & Burke, F. D. (2015). Management and referral for trigger finger/thumb. BMJ (Clinical research ed.), 331(7507), 30–33.

5.Giugale, J. M., & Fowler, J. R. (2015). Trigger Finger Adult and Pediatric Treatment Strategies. Orthopedic Clinics of North America, 46(4), 561–569. doi: 10.1016/j.ocl.2015.06.014

6.Langer, D., Maeir, A., Michailevich, M., & Luria, S. (2017). Evaluating Hand Function in Clients with Trigger Finger. Occupational therapy international, 2017, 9539206. https://doi.org/10.1155/2017/9539206

7.Tabares, H., Diaz, J., Tabares, H., Tabares, L. (2017). La vaginotomía percutánea en la tendovaginitis estenosante de los dedos largos de las manos. Revista Cubana de Ortopedia y Traumatología, 31(2), 1-13

8.Henton, John & Jain, Abhilash & Medhurst, Claire & Hettiaratchy, Shehan. (2012). Adult trigger finger. BMJ (Clinical research ed.). 345. e5743. 10.1136/bmj.e5743.

9.Fiorini H, Tamaoki M, Lenza M, Gomes dos Santos J, Faloppa F, Belloti J. Surgery for trigger finger. Cochrane Database of Systematic Reviews 2018, Issue 2. Art. No.: CD009860. DOI: 10.1002/14651858.CD009860.pub2

10.Guerni, H. et al. (2008). Sonographic Appearance of Trigger Fingers. J Ultrasound Med 2008; 27:1407–1413

11.Brotat, M. et al. (2014). Aplicación clínica de la técnica percutánea en la tenosinovitis estenosante de los flexores de la mano. Revista Iberamericana Cirugía de Mano 2014. 42 (2) : 119-126

12.Turchin, C. (2010). Laser Therapy for Treatment of Trigger Finger. Journal of Hand Therapy, 23(4), e16–e17. doi:10.1016/j.jht.2010.09.035

13.Shah, A. S., & Bae, D. S. (2012). Management of Pediatric Trigger Thumb and Trigger Finger. Journal of the American Academy of Orthopaedic Surgeons, 20(4),

14.Yildirim, P., Gultekin, A., Yildirim, A., Karahan, A. Y., & Tok, F. (2016). Extracorporeal shock wave therapy versus corticosteroid injection in the treatment of trigger finger: a randomized controlled study. Journal of Hand Surgery (European Volume), 41(9), 977-983.

CAPÍTULO 12

Larry Miguel Torres Criollo
Sindrome del Tunel Del Carpo

Introducción

El síndrome del túnel carpiano (STC) es una entidad neurológica de compresión del nervio mediano, muy frecuente en todo el mundo, se expresa clínicamente con trastornos sensitivos, motores e incuso tróficos de intensidad variable, teniendo un enfoque terapéutico conservador o quirúrgico, genera importante morbilidad y costos en el sistema de salud (Vergara, Tovar& Viveros, 2019). Es la neuropatía periférica más común, representando el 90% de los casos de mononeuropatías por atrapamiento. (Vicuña.et al., 2017). Se presenta a consecuencia de la inflamación y la presión del nervio mediano en el interior del túnel formado por huesos del carpo y el ligamento carpiano transverso del carpo en la cara palmar de la muñeca, bien por disminución de la capacidad del túnel o por aumento de volumen de su contenido.   (Jiménez et al., 2018). Se considera que su presentación en términos de prevalencia en la población general oscila entre el 5 y el 11%, siendo incluso de entre el 14 y el 19% en otros estudios. (Balbestre et al.,2016). Tiene predilección con el sexo femenino, siendo ocho veces más frecuente que en varones probablemente debido a los cambios hormonales y el embarazo y el pico más alto de presentación se encuentra en el grupo de edad de 40 a 60 años (Jiménez et al., 2018). El STC es la patología más común por movimientos repetitivos que se realizan en algunas actividades diarias pueden dar lugar a procesos tales como bursitis y tendinitis locales. Los movimientos de hiperflexión e hiperextensión condicionan que los que los realizan presenten una prevalencia de STC dos veces superior a la de los que no los realizan y, en Estados Unidos, representa casi el 62% de los casos notificados de enfermedad ocupacional (Balbestre et al.,2016). El costo de los cuidados médicos ha sido estimado por arriba de los 2 billones de dólares al año (Acosta, 2016). En nuestro país, Ecuador, no contamos con estadísticas y/o registros sobre tal patología.

Se citan factores de riesgo que son independientes de la actividad ocupacional: artritis reumatoide, el sexo femenino, los cambios hormonales (menopausia, embarazo y trastornos hormonales como el hipotiroidismo o hipertiroidismo), diabetes mellitus, la obesidad, la hiperlipidemia, el tabaquismo y el alcoholismo, mieloma múltiple, tenosinovitis tuberculosa, mucopolisacaridosis, enfermedad renal, traumatismos, la predisposición, las enfermedades infecciosas, el uso de corticoides o estrógenos, artritis microcristalinas: gota, condrocalcinosis, acromegalia, tenosinovitis de los flexores, anticonceptivos, amiloidosis, mucopolisacaridosis, artropatía del hemodializado, infecciones: enfermedad de Lyme, artritis séptica, infecciones por micobacterias (Acosta, et al. 2016)

También tiene relación como factor de riesgo la relación anatómica de la muñeca y la mano, debido a la forma y tamaño, así como: Anomalías del tendón flexor del primer dedo, Canal carpiano pequeño congénito, quistes ganglionares, inserción proximal de músculos lumbricales, trombosis arterial, tumores: lipomas y hemangiomas (Acosta, 2016).

También se ha relacionado el STC con eventos traumáticos: Fracturas de Colles mal consolidadas, callos óseos, cicatrices queloides.

Las ocupaciones o profesiones que se presentan y desarrollan esta patología con más frecuencia están en relación a labores manuales que requieren una constante flexo-extensión de la mano como: digitadores, médicos, amas de casa, estilistas, cortadores de carne, cerrajeros, estomatólogos, carpinteros, los trabajadores de la construcción, los pianistas y en general todas las personas que realizan actividades donde la muñeca permanece en una misma posición por tiempos prolongados, tienen mayor riesgo de padecer el síndrome del túnel carpiano.

Los síntomas del STC de presenta de muchas maneras y es frecuente que su presentación sea bilateral, reportado así hasta en cincuenta por ciento de los casos. Los síntomas son por dolor, hormigueo y/o sensación de entumecimiento en la mano, muñeca y los tres primeros dedos, extendiéndose a veces a otras regiones y con empeoramiento durante la noche, eEn estados más avanzados existe una disminución de fuerza y función de la mano. Un aspecto destacable es que, en ocasiones, no existe una relación directa entre la afectación en la conducción neural y la sintomatología y algunos pacientes en fases leves o moderadas presentan ya una gran sintomatología y una capacidad funcional disminuida. (Jiménez et al., 2018) En estados avanzados de la enfermedad se presenta pérdida de sensibilidad y signos clínicos que se evidencian con afectación motora con debilidad para la abducción y oposición del primer dedo, así como atrofia de la eminencia tenar.

Dentro de los signos clínicos, el de Phalen (o prueba de flexión del carpo, los síntomas se presentan con la flexión activa del carpo por al menos 60 segundos) o el test de elevación de manos tienen sensibilidad de 84.9% y especificidad de 74-83%; para el de Tinel (se considera positivo si al percutir a nivel del túnel en la muñeca se producen disestesias) la sensibilidad es moderada con 78.5%, pero la especificidad es alta con 91%. La prueba de provocación tiene alta sensibilidad (81%) pero moderada especificidad (69%) y las pruebas de estrés del nervio mediano y de torniquete (es positiva si aparecen parestesias después de un minuto de aplicación en el brazo) tienen moderada sensibilidad (70%) y especificidad (65-70%) (17). Las disestesias generalmente están presentes en todos los casos y los signos de Phalen y de elevación de manos fueron positivos en el 92% de los casos estudiados. (Kasundra, et al., 2015)

Existen diversas escalas para valorar el grado de gravedad del STC en función de su sintomatología, una de ellas de gran utilidad en la valoración de la gravedad del STC es el "Cuestionario de Boston para diagnóstico de Síndrome de Túnel Carpiano", cuyos ítems se describen en la tabla 1 (Andani et al., 2017). Los estudios indican que el Cuestionario de Boston ha evidenciado diferencias en todos sus ítems entre los pacientes diagnosticados de STC respecto de los no diagnosticados, con una diferencia total en la puntuación entre ambos grupos de 11 puntos. El riesgo de padecer un STC es seis veces superior si se puntúa entre 15 y 25 y treinta y siete veces superior si se puntúa por encima de 25 en este cuestionario que si se puntúa por debajo de 15 (Andani et al., 2017).

Tabla 1. Cuestionario de Boston para diagnóstico de Síndrome de Túnel Carpiano

¿Cómo es de grave la molestia en la mano o el dolor en la muñeca durante la noche?
1.No tengo molestias
2.Dolor leve
3.Dolor moderado
4.Dolor intenso
5.Dolor muy severo

¿Con qué frecuencia le despiertan las molestias durante una noche en las últimas dos semanas?
1.Nunca
2.Una vez
3.Dos o tres veces
4.Cuatro o cinco veces
5.Más de cinco veces

¿Suele tener dolor en la mano o en la muñeca durante el día?
1.Nunca tengo dolor durante el día
2.Tengo un dolor leve durante el día
3.Tengo un dolor moderado durante el día
4.Tengo un dolor intenso durante el día
5.Tengo un dolor muy intenso durante el día

¿Con qué frecuencia tiene dolor en la mano o en la muñeca durante el día?
1.Nunca
2.Una o dos veces al día
3.De tres a cinco veces al día
4.Más de cinco veces al día
5.El dolor es constante

5. ¿Cuánto tiempo en promedio, tiene un episodio de dolor durante el día?
   1. Nunca tengo dolor durante el día
   2. Menos de 10 minutos
   3. 10 a 60 minutos
   4. Más de 60 minutos
   5. El dolor es constante durante todo el día

6. ¿Tiene entumecimiento (perdida de sensibilidad) en la mano?
   1. No
   2. Presenta entumecimiento leve
   3. Entumecimiento moderado
   4. Tengo entumecimiento grave
   5. Tengo entumecimiento muy grave

7. ¿Tiene debilidad en la mano o en la muñeca?
   1. No hay debilidad
   2. Debilidad leve
   3. Debilidad moderada
   4. Debilidad severa
   5. Debilidad muy severa

8. ¿Tiene sensación de hormigueo en la mano?
   1. No hay sensación de hormigueo
   2.Leve hormigueo
   3. Hormigueo moderado
   4. Hormigueo grave
   5. Hormigueo muy severo

9. ¿Cómo es de grave el adormecimiento (perdida de sensibilidad) o sensación de hormigueo durante la noche?
    1. No tengo entumecimiento u hormigueo en la noche
    2. Leve
    3. Moderado
    4. Grave
    5. Muy Grave

10. ¿Cuántas veces el entumecimiento u hormigueo en la mano le despierta durante una noche típica en las últimas dos semanas?
1. Nunca
2.Una vez
3.Dos o tres veces
4.Cuatro o cinco veces
5.Más de cinco veces

11. ¿Tiene dificultad para la captación y uso de objetos pequeños como llaves o plumas?
    1. No tengo dificultad
    2. Leve dificultad
    3. Dificultad moderada
    4. Dificultad severa
    5. Dificultad muy severa

Diagnóstico

Hasta la actualidad, no es preciso establecer un criterio estándar para el diagnóstico de STC, por lo tanto, la presencia de los síntomas característicos y las alteraciones electrofisiológicas constituyen el método más preciso para poder establecer el diagnóstico. Se establece que uno de cada cinco personas que presentan: dolor, entumecimiento y sensación de hormigueo en las manos podrían tener Síndrome de Túnel de Carpo. (Acosta, 2016)

Existe debate sobre la importancia de la realización de pruebas electrofisiológicas como apoyo para el diagnóstico del STC. La Academia Americana de Cirugía Ortopédica recomienda su uso rutinario, sin embargo, la Sociedad Británica de Cirugía de Mano y la Sociedad Ortopédica Británica sugieren que dichas pruebas se deben reservar en casos complejos o cuando existen síntomas recurrentes luego de la cirugía inicial. (Vergara, Tovar& Viveros, 2019). Existe muy poca correlación entre los hallazgos clínicos y los resultados neurofisiológicos, lo cual genera discusión en definir cuál debe ser el patrón de oro para el diagnóstico de STC. (Becker et al., 2014) Aunque la EMG es muy específica, se puede obtener una precisión diagnóstica del 80-90% con un porcentaje de falsos negativos en torno al 10-20%.

La ecografía del nervio mediano tiene utilidad diagnóstica en el síndrome del túnel del carpo con sensibilidad de 77,6% y especificidad de 86,8%. (Rivas, 2015) Se comprobó que dicha sensibilidad puede aumentar dependiendo de algunos factores como el nivel de medición del área seccional del nervio mediano, siendo más sensible y específico (94 y 98%, respectivamente) cuando se realiza en la entrada del túnel carpiano, a nivel del hueso pisiforme; además del punto de grosor de corte, aplanamiento del nervio mediano en la zona del hueso ganchoso y engrosamiento y arqueamiento del retináculo flexor.

Los estudios indican un aumento del compromiso electrofisiológico del STC a mayor edad; sin embargo, no es posible determinar la asociación entre ambas variables al no tener sujetos controles pareados por edad. Estos cambios pudiesen ser atribuidos al envejecimiento normal, donde se ha demostrado un aumento en las latencias distales y una disminución en las velocidades de conducción tanto sensitivas como motoras, además de un aumento en la variabilidad de los resultados. De todas formas, estudios internacionales han demostrado que en pacientes de mayor edad con STC, el aumento en la latencia distal y la disminución en la velocidad de conducción del nervio mediano son significativamente mayores que en sujetos normales sin STC de la misma edad

En una publicación reciente se evidenció que el grado de lesión desmielinizante y axonal fue mayor en pacientes con STC asociado a diabetes mellitus, artritis reumatoide o hipotiroidismo que en pacientes con STC idiopático. (Vicuña, 2017)

Otro método útil en el diagnóstico es la resonancia magnética, encontrando los siguientes hallazgos: engrosamiento del nervio mediano proximal al túnel carpiano (se evalúa mejor a la altura del pisiforme), aplanamiento del nervio mediano a la altura del ganchoso, abombamiento del recitáculo flexor (se evalúa mejor en la región distal del túnel del carpo entre el gancho del ganchoso y el tubérculo del trapecio), cambios morfológicos y dimensionales en el túnel del carpo, aumento de señal del nervio mediano en las imágenes potenciales en T2. (Vasquez & Diaz, 2018)

Podemos clasificar el STC mediante electromiografía con la Escala de Bland que agrupa la entidad en seis estadios y de esta manera en 3 grandes grupos (leve, moderado y grave) como se muestra en la tabla 2 (Bland, 2000), ésta escala permite acercarse más a la práctica clínica habitual. Esta escala nos ayuda a reconocer el compromiso de la neuropatía del nervio mediano en la muñeca, por lo cual es necesario complementar siempre con la clínica del paciente.

Tabla 2. Escala neurofisiológica de compromiso de síndrome del túnel carpiano

Grado 0: Sin evidencias de STC
Grado 1: STC muy leve. Detectado por diferencia de latencia sensitiva distal palma-muñeca cubital y mediano (LC-LM) > 0,5 ms
Grado 2: STC leve. Velocidad de conducción sensitiva (VCS) muñeca < 40 m/s. Latencia motora distal (LMD) < 4,5 ms
Grado 3: STC moderado. Latencia motora distal (LMD) > 4,5 ms y < 6,5 ms. Potencial de acción sensitivo (SNAP) conservado
Grado 4: STC grave. Latencia motora distal > 4,5 ms y < 6,5 ms. Potencial de acción sensitivo (SNAP) ausente
Grado 5: STC muy grave. Latencia motora distal (LMD) > 6,5 ms. Amplitud potencial motor (CMAP) > 0,2 mV
Grado 6: STC extremadamente grave. Amplitud potencial motor (CMAP) < 0,2 mV

Cabe recalcar que la ausencia de resultados electrofisiológicos no descarta un STC, por lo cual el diagnóstico podría estar subdiagnosticado, sin embargo, la combinación de la sospecha clínica asociada a hallazgos electrofisiológicos de STC representa el mayor nivel de sensibilidad diagnóstica. (Vicuña, 2017)

Tratamiento

El tratamiento del STC en etapas tempranas es conservador. Algunos autores coinciden en que cuando la etiología se relaciona con una enfermedad sistémica, el abordaje debe basarse en el control de estos factores. Otro factor a tener en cuenta a la hora de establecer el mejor tratamiento es la gravedad de la dolencia. Si el STC es grave, el tratamiento de elección es el quirúrgico; mientras que, si el STC es leve o moderado, se optará por un tratamiento conservador. Existen numerosos tratamientos conservadores para el STC, sin embargo, no hay consenso sobre las mejores técnicas no quirúrgicas disponibles para los pacientes con afectación leve o moderada. (Jiménez et al., 2018)

Dentro de las opciones de tratamiento para STC no quirúrgicos tenemos analgésicos, férula, infiltración con corticoides y terapia física; y los quirúrgicos (liberación abierta y endoscópica). La liberación quirúrgica es el tratamiento más efectivo (Castro, et. at., 2016). La efectividad de los tratamientos conservadores es dudosa y sólo obtienen buenos resultados en casos leves o moderados y a corto plazo. Es por ello que la mayoría de cirujanos prefieren el tratamiento quirúrgico para realizar la sección del ligamento anular del carpo.

Las infiltraciones han mostrado beneficios en la sintomatología, los fármacos más usados son, acetónido de triamcinolona, metilprednisolona, dexametasona fosfato sódico, prednisolona, acetato de metilprednisolona, lidocaína; sin embargo, no se conoce la dosis más adecuada ni el fármaco a corto plazo. (Jiménez et al., 2018)

En cuanto a los tratamientos no medicamentosos, el uso de la férula, la electroterapia y las técnicas de terapia manual han sido los abordajes más estudiados. El uso de la férula ha mostrado ser efectivo en la disminución de los síntomas y la mejora de la función, pero no en las variables electroneurográficas; y la combinación de la férula con otras técnicas muestra mejores resultados como el láser, transcutaneous electrical nerve stimulation (TENS), deslizamientos neurales o ultrasonidos o parafina, obteniéndose en algunos casos mejoras en las variables electroneurográficas: latencia distal motora, potencial de acción neural sensitivo o la latencia distal sensitiva, pero sin obtener un consenso claro en la mejora de estas variables.

La cirugía descompresiva del nervio mediano ofrece resultados excelentes en 75% de los casos y < 1% de complicaciones ya sea abordaje a cielo abierto o endoscópico. Existen varios estudios que evalúan los resultados de los abordajes endoscópico y abierto donde se describen resultados equiparables en fuerza, sensibilidad, funcionalidad de la mano, pero levemente menores tasas de complicaciones con el abordaje endoscópico (Velázquez et al., 2018)

Las complicaciones que pueden aparecer tras la cirugía son frecuentes y son la persistencia de los síntomas -que suele coincidir con una apertura incompleta del ligamento anular-, recidiva, cicatriz dolorosa, distrofia simpático refleja, adherencias tendinosas y efecto cuerda de arco. También pueden presentarse infecciones del sitio quirúrgico hasta lesiones del nervio mediano o vasculares.

La historia natural del STC ha sido descrita por varios autores. Un estudio multicéntrico con 274 casos, evaluaron el curso de la enfermedad sin tratamiento en un periodo de tiempo de 10-15 meses y concluyeron que los pacientes con enfermedad severa mejoraron, mientras que los que tenían enfermedad leve y moderada empeoraron. Los factores de mejores pronósticos fueron los pacientes con síntomas de corta duración y jóvenes, mientras que los factores de mal pronóstico fueron síntomas bilaterales o con signo de Phalen positivo. (Vergara, Tovar& Viveros, 2019).

Abreviaturas
STC: Síndrome de Túnel del Carpo, VCS: Velocidad de conducción sensitiva, LMD: Latencia motora distal, SNAP: Potencial de acción sensitivo, CMAP: Amplitud potencial motor, TENS:transcutaneous electrical nerve stimulation

1.S. Jiménez del Barrio, E. Bueno Gracia, C. Hidalgo García, E. Estébanez de Miguel, J.M. Tricás Moreno, S. Rodríguez Marco, L. Ceballos Laita, Tratamiento conservador en pacientes con síndrome del túnel carpiano con intensidad leve o moderada. Revisión sistemática,Neurología, Volume 33, Issue 9, 2018,Pages 590-601, ISSN 0213-4853, https://doi.org/10.1016/j.nrl.2016.05.018.(http://www.sciencedirect.com/science/article/pii/S0213485316300949)

2.Balbastre Tejedor, Maribel, Andani Cervera, Joaquín, Garrido Lahiguera, Ruth, & López Ferreres, Agustín. (2016). Análisis de factores de riesgo laborales y no laborales en Síndrome de Túnel Carpiano (STC) mediante análisis bivariante y multivariante. Revista de la Asociación Española de Especialistas en Medicina del Trabajo, 25(3), 126-141. Recuperado en 05 de julio de 2020, de http://scielo.isciii.es/scielo.php?script=sci_arttext&pid=S1132-62552016000300004&lng=es&tlng=es

3.Ezquerra.-Herrando, L, Gómez-Vallejo, J, Corella-Abenia, E, & Albareda-Albareda, J. (2014). Factores pronósticos en la cirugía del síndrome del túnel carpiano. Acta ortopédica mexicana, 28(3), 160-163. Recuperado en 05 de julio de 2020, de http://www.scielo.org.mx/scielo.php?script=sci_arttext&pid=S2306-41022014000300002&lng=es&tlng=es

4.Vergara-Amador, E., Wilson Tovar-Cuella, & Viveros-Carreño, J. M. (2019). Resultado clínico y electrodiagnóstico en pacientes con liberación quirúrgica del síndrome del túnel del carpo/Clinical and electrodiagnosis outcome in patients with carpal tunnel release surgery. Revista De La Facultad De Medicina, 67(3), 215-219. doi:http://dx.doi.org.vpn.ucacue.edu.ec/10.15446/revfacmed.v67n3.69698

5.Kasundra GM, Sood I, Bhargava AN, Bhushan B, Rana K, Jangid H, et al. Carpal tunnel syndrome: Analyzing efficacy and utility of clinical tests and various diagnostic modalities. J Neurosci Rural Pract. 2015;6(4):504- 10. http://doi.org/c5g6.

6.Becker SJ, Makanji HS, Ring D. Changes in treatment plan for carpal tunnel syndrome based on electrodiagnostic test results. J Hand Surg Eur Vol. 2014;39(2):187-93. http://doi.org/f5pc4b

7.Caliandro P, Giannini F, Pazzaglia C, Aprile I, Minciotti I, Granata G, et al. A new clinical scale to grade the impairment of median nerve in carpal tunnel syndrome. Clin Neurophysiol. 2010;121(7):1066-71.http://doi.org/d7jdk4

8.Vicuña Pilar, Idiáquez Juan Francisco, Jara Paula, Pino Francisca, Cárcamo Marcela, Cavada Gabriel et al . Descripción electrofisiològica del síndrome de túnel carpiano según edad en pacientes adultos. Rev. méd. Chile [Internet]. 2017 Oct [citado 2020 Jul 11] ; 145(10): 1252-1258. Disponible en: https://scielo.conicyt.cl/scielo.php?script=sci_arttext&pid=S0034-98872017001001252&lng=es. http://dx.doi.org/10.4067/S0034-98872017001001252.

9.Castro-Menéndez M, Pagazaurtundúa-Gómez S, Pena-Paz S, Huici-Izco R, Rodríguez-Casas N, Montero-Viéites A. Elongación en Z del ligamentum carpi transversum vs. apertura completa para el tratamiento del síndrome del túnel del carpo. Rev Esp Cir Ortop Traumatol. 2016;60(6):355-65. http://doi.org/c5g2.

10.Andani Cervera Joaquín, Balbastre Tejedor Maribel, Gómez Pajares Fernando, Garrido Lahiguera Ruth, López Ferreres Agustín. Valoración del cuestionario de BOSTON como screening en patología laboral por síndrome del tunel carpiano. Rev Asoc Esp Espec Med Trab [Internet]. 2017 [citado 2020 Jul 12] ; 26(1): 31-38. Disponible en: http://scielo.isciii.es/scielo.php?script=sci_arttext&pid=S1132-62552017000100004&lng=es.

11.Velázquez-Rueda ML, Hernández-Méndez-Villamil E, Mendoza-Muñoz M, Rivas-Montero JA, Espinosa-Gutiérrez A. Fuerza y función de mano antes y después de liberación de túnel del carpo en pacientes con diabetes mellitus tipo 2 por abordaje abierto y endoscópico. Estudio de casos y controles. Acta ortop. mex [revista en la Internet]. 2018 Feb [citado 2020 Jul 11] ; 32(1): 22-27. Disponible en: http://www.scielo.org.mx/scielo.php?script=sci_arttext&pid=S2306-41022018000100022&lng=es.

12.Acosta- Terán Margareli, Almendárez- Moreno Mario, Dominguez- Nieves Marisela, Garibay Pablo, Vasquez – Bello Maria. Diagnóstico y Tratamiento de Síndrome de Túnel del Carpo en Primer Nivel de Atención. México: Secretaría de Salud; 17 de marzo de 2016. SBN 978-607-7790-88-4

13.Rivas-Gallardo BP, Guerrero-Avendaño G, González-de la Cruz J. Hallazgos ultrasonográficos más frecuentes en el síndrome de túnel del carpo. Anales de Radiología México. 2015;14(4):371-376.

14.Vázquez-Alonso MF, Díaz-Avalos AL. Cambios morfológicos y dimensionales en el túnel del carpo por resonancia magnética (preoperatorios y postoperatorios) [Morphological and dimensional changes of the magnetic resonance imaging in the carpal tunnel (pre- and postoperatively)]. Acta Ortop Mex. 2018;32(4): 209-213.

CAPÍTULO 13

Katerine Cecivel Diaz Peña

Tenosinovitis de Quervain

Introducción

La Tenosinovitis de Quervain también conocida como síndrome de la tabaquera anatómica, tenosinovitis estenosante, tendinitis del borde radial, esguince de las lavanderas, tendinitis de Quervain o síndrome de madre primeriza. (Arroyo, Delgado, Fuentes y Abad; 2007).

Es inflamación que afecta a los tendones abductor largo y extensor corto del pulgar; que están comprendidos en el primer compartimiento extensor de la mano, a nivel de la apófisis estiloides radial. (Waldman 2003)(Jurado y Medina 2008).

Historia

La tenosinovitis fue descrita por primera vez en la 13ava edición del Gray de 1893 como el "esguince de las lavanderas", pronto en el año 1895 el médico Suizo Fritz De Quervain publica un estudio de 5 casos de tenosinovitis en el primer compartimiento dorsal de la muñeca, sin embargo alude a Kocher ser quien da la primera descripción de esta patología y realiza el primer procedimiento quirúrgico sobre ella. Es en 1936 cuando Patterson utiliza por primera vez el término "Enfermedad de De Quervain" en una publicación del New England Journal of Medicine donde hace referencia a las lesiones que afectan los tendones comprendidos en el primer compartimiento dorsal del carpo, los cuales corresponden al abductor largo del pulgar y al extensor corto del pulgar. (Jurado y Medina 2008).

Epidemiologia

Medina menciona que esta patología afecta más a las mujeres que oscilan entre los 35 y 55 años de edad, quienes tienen una mayor capacidad para angular la muñeca según Lipscomb. Entre los principales grupos afectados suelen estar las mujeres embarazas que debido a los cambios hormonales que presentan, desembocan en retención de líquidos, los mismos que pueden contribuir a aumentar la presión en los túneles fibrosos, por ejemplo, la oxitocina, es importante señalar que este proceso es fisiológico y puede presentarse incluso hasta en el período de lactancia . Otro grupo afectado son los padres de niños entre los 6 y 12 meses de edad en las que el gesto de elevar al bebé por debajo de los brazos con los pulgares provoca la aparición de la tendinopatía, normalmente de forma bilateral. (2008).

Cabe mencionar que existe mayor riesgo de presentar esta enfermedad en los individuos con comorbilidades, como diabetes mellitus, artritis reumatoide y personas que tengan que realizar actividades repetitivas que implican el uso frecuente del primer dedo. (Sanchez 2008).

En diversos estudios se reporta que la incidencia de esta patología es de 0,3 a 2,8 casos por cada 1000 personas al año. Además, la incidencia en personas entre 20-25 años es de 15 casos por cada 1000 personas al año. (Palomino C. 2017).

Etiología
Esta patología se puede presentar por múltiples factores, sin embargo puede estar limitada por factores biomecánicos predisponentes; se conoce, que esta tendinitis es el resultado de una estrechez gradual de la vaina que recubre el tendón; su origen obedece a los movimientos repetitivos   o la constante fricción de los tendones contra la vaina razón por la cual el desplazamiento de estas estructuras se ve alterado, por ello el dolor se refiere en la muñeca y en la base del pulgar, afectando la funcionalidad de la mano. (Jurado y Medina 2008).

La etiología de origen traumático representa apenas el 25% de los casos e implica una rotura de las fibras de colágeno del retináculo extensor o del cuerpo de los tendones extensores, cuyo proceso reparador puede provocar una estenosis del canal. En el traumatismo agudo se debe considerar asimismo la formación del hematoma; que ocupa un espacio dentro del compartimiento dificultando el deslizamiento de los tendones. (Silberman 2010).

Existen factores de riesgo que pueden provocar la aparición de la tendinopatia, entre ellos tenemos; el movimiento repetitivo e inadecuado de la mano, debilidad de la musculatura y laxitud ligamentaria que condicionan a una inestabilidad de la mano; esto se puede presentar en oficios en donde se utiliza frecuentemente la extremidad superior; a menudo en las amas de casa y madres primerizas, por el uso excesivo del celular, escribir en teclados, tocar instrumentos, videojuegos y   personas que practican deportes con raquetas o palos; que requieren realizar movimientos con la muñeca. (Medina 2008).

En cuanto a la asociación del uso excesivo del celular y mensajes de texto para la aparición de la tenosinovitis de Quervain se evidenció en un estudio transversal publicado el 2014 donde se encuestaron a 300 estudiantes universitarios de Karachi, más de la mitad de los estudiantes encuestados usaban frecuentemente los teléfonos celulares para enviar mínimo 50 mensajes por día, 42% de los encuestados experimentaron dolor en el pulgar y muñeca además se analizó la asociación entre la prueba de Finkelstein y la frecuencia de los mensajes de texto y se observó que el 64% fueron positivos para esta prueba. En un estudio realizado a 320 estudiantes de la Unidad Educativa "Manuela Cañizares" de la ciudad de Quito, el 74.34% de la población estudiada fue positivo para prevalencia de Tenosinovitis de Quervain en relación al uso del celular; al realizar el test auto aplicable de Finkelstein, presentaron dolor de pulgar y muñeca. (Cortez K. 2019).

Fisiología y fisiopatogenia
La patogenia se basa en el depósito de tejido fibroso con incremento de la vascularidad en la zona de la lesión del revestimiento sinovial, acompañado de edema de la vaina, lo que provoca constricción del tendón comprendido, el líquido sinovial aumenta; se espesa y se acompaña de la formación de fibras filiformes que se fijan a tejidos contiguos. El proceso inflamatorio origina subproductos que son pegajosos y tienden a hacer que el tendón deslizante se adhiera a la membrana sinovial que lo rodea; el primer compartimiento aparece denso, fibroso con disminución entre 3 a 4 veces el área del canal, lo que ocasiona que los tendones no se deslicen adecuadamente, presentando pérdida de sus características mecánicas y tejido de granulación. (Loudon 2001)(Prentice, 2001)(Medina y Jurado 2008).
- Cambios fisiopatológicos en la tendinitis: Este estadio se caracteriza por la aparición de células inflamatorias como macrófagos, linfocitos o neutrófilos además se observa el tendón hipervascularizado y con signos de hemorragia.
- Cambios fisiopatológicos en la tendinosis: La tendinosis es un proceso degenerativo que se caracteriza por presentar una gran cantidad de fibroblastos activos, hiperplasia vascular y una gran desorganización del colágeno. Los síntomas pueden estar ausentes en esta fase, o aparecer el dolor con la actividad, debido a la ausencia de células inflamatorias. Este conjunto de cambios fisiopatológicos que suceden en el tendón fueron llamados por Nirschl; tendinosis angiofibroblástica, la cual aparece cuando el tendón ha sido incapaz de sanar por sí mismo, después de una lesión o de microtraumatismos repetidos.

- Cambios celulares: Numerosos cambios se han detectado a nivel microscópico entre los elementos celulares del tendón con tendinosis. En algunas áreas se advierte la presencia de tenocitos de núcleo redondeado; lo que sugiere que hay transformación de estos. La actividad metabólica de los fibroblastos es muy elevada. Por otro lado, se observa un incremento del colágeno tipo III; y el colágeno tipo I aparece degenerado. Las células predominantes en los procesos crónicos son los fibroblastos, con numerosas vacuolas en su interior, abundante producción de colágeno a lo largo de la periferia de las células y elementos contráctiles.
- Cambios vasculares: El aporte vascular al tendón procede de capilares que penetran en el epitendón y el endotendón. En las tendinosis los vasos sanguíneos han duplicado y endurecido la lámina basal y muchos vasos presentan obstrucción de su luz. La matriz de colágeno que rodea los vasos es de mala calidad. La presencia de hematíes dentro de los vasos encontrados en las tendinosis indica que la hiperplasia vascular inicia la comunicación con la respuesta de curación extrínseca. Esto es importante ya que nos indica que cierta cantidad de ejercicio puede estimular la hiperemia, lo cual ayuda a los fibroblastos, muy activos metabólicamente, a producir nuevo colágeno.
- Cambios del colágeno: Leadbetter afirma que el colágeno en este tipo de lesiones es desorganizado y presenta microdesgarros y algunos signos de degeneración hialina. Teitz et al., advirtieron cambios en la sustancia fundamental, mientras que Kraushaar y Nirschl hallaron, además de estos cambios, un proceso de reparación incompleta y también una pérdida fisiológica de comunicación entre el proceso de curación local y la normal tendencia del cuerpo a restaurar la estructura original. Los mismos autores hallaron mediante el microscopio electrónico que las fibrillas muertas a veces no forman fascículos y en ocasiones aparecen fragmentadas en cortos trozos, los cuales se entremezclan con otros más largos. En las zonas de tendinosis grave, las fibras de colágeno no conectan unas con otras para dar continuidad y estructura al tendón, por ello, la ultraestructura del colágeno en la tendinosis es incapaz de mantener ciertos grados de tensión.

Anatomía

El primer compartimento extensor es de aproximadamente 2 cm de largo;

contiene los tendones del abductor largo del pulgar (ALP) y del extensor corto del pulgar (ECP); en su lado radial puede contener tendones accesorios relacionados con el ALP; su suelo está constituido por la apófisis estiloides del radio y por las fibras de inserción distal del tendón del músculo braquiorradial. (González 1995)

- El extensor corto del pulgar: es un músculo delgado, localizado dorsalmente al tendón del abductor largo del pulgar, proximalmente se inserta en el cúbito, en el radio y en la membrana interósea, en una localización más distal a las inserciones del abductor largo del primer dedo. Desciende de forma oblicua con una dirección y relaciones similares a las del abductor largo del pulgar, cruzando por encima de los tendones extensores radiales. Tras pasar por el interior del primer compartimento extensor dorsalmente al tendón del abductor largo del pulgar, pasa por la tabaquera anatómica hasta llegar a la base del primer metacarpiano. En este punto se dorsaliza y recorre su cara dorsal para insertarse en la cara dorsal de la base de la primera falange. Este músculo esta inervado por el nervio interóseo posterior -rama del nervio radial- y la arteria que lleva el mismo nombre, la arteria interósea posterior, una de las ramas de la arteria cubital.(Jackson 1986) (Rouviére 1999)(Gurses 2015).
- El abductor largo del pulgar: se origina en la cara dorsal del hueso cúbito, más abajo de la inserción del músculo ancóneo, en los ligamentos interóseos y en el tercio medio de la superficie dorsal del cuerpo del radio. Sus fibras se dirigen oblicuamente en sentido radial, terminando en un tendón, el cual pasa por una ranura en el parte lateral del extremo distal del radio, acompañado por el tendón del extensor corto del pulgar, para terminar insertándose en el lado externo del primer metacarpiano. Esta inervado por el nervio radial al igual que el ECP. (Rouviére1999) (González 1995).

Diagnóstico

La sintomatología principal es el dolor en la cara lateral de la articulación de la muñeca, por debajo del pulgar, que empeora con el uso de la mano, además se puede acompañar de sensación de parestesias en dedo pulgar así como una disminución de la fuerza por la presencia de dolor, puede haber una alteración sensitiva en el dorso del dedo por compresión de una de las ramas del nervio radial.

Para el diagnóstico es necesario realizar una adecuada anamnesis y exploración física; de esta manera se conocerá los factores predisponentes que ocasionan la tenosinovitis y que agrava la misma, se conocerá los movimientos que desencadenan el dolor, localización del dolor y el mecanismo de lesión. Igualmente es importante indagar sobre la actividad profesional del paciente para evitar movimientos repetitivos nocivos y propiciar información de la correcta adaptación del material que corrija los problemas o desajustes biomecánicos. (Loudon, Bell y Johnston, 2001).

El dolor es la manifestación clínica principal que presenta el paciente, en una fase inicial el dolor se localiza en la base del pulgar, que se exacerba al realizar actividades repetitivas pero que disminuye con el reposo. En estadios avanzados el dolor aparece inclusive en reposo asociándose dolor en la zona del estiloides radial a la palpación, seguido de tumefacción local por edema en la vaina del tendón dificultando mover el pulgar y la muñeca lo que obstaculiza levantar, agarrar o ejecutar acciones que impliquen mover el pulgar. En algunos casos se puede acompañar de crepito con el movimiento de los tendones. (Huisstede B. 2014) (Salinas, Lugo y Restrepo, 2008.)

La prueba de Finkelstein por mucho tiempo ha sido calificada como un signo fiable y patognomónico para esta enfermedad y se la sigue considerando así, consiste en que le médico sujeta el pulgar del paciente y rápidamente realiza desviación de la mano y muñeca en dirección cubital (figura 1), el dolor sobre la estiloides es muy agudo. Por otro lado, en la prueba de Eichhoff se coloca el dedo pulgar dentro del puño y se realiza una desviación cubital (figura 2) aparecerá dolor sobre la estiloides radial, mismo que desaparecerá una vez que el pulgar se extiende, esta maniobra puede dar positiva incluso en individuos no afectados por la patología. La principal diferencia entre ambas maniobras, que puede hacernos decidir cuál es la más adecuada, radica en que la Finkelstein provoca un dolor agudo en la estiloides. En cambio, la Eichhoff hace que se sienta en la estiloides radial y que desaparezca de manera casi instantánea cuando se extiende el pulgar.

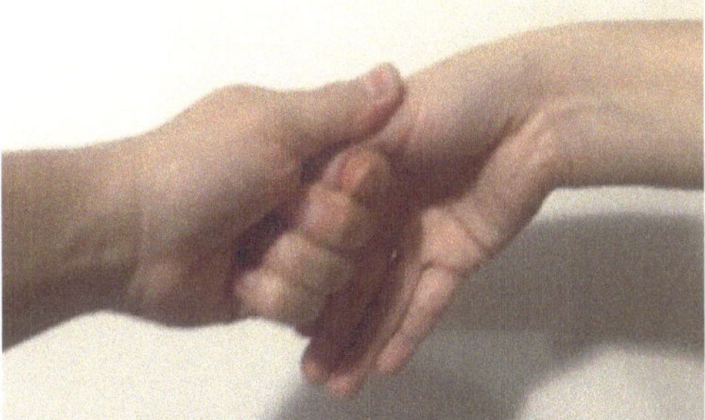

Figura 1: Maniobra de Finkelstein.

Si bien no se ha encontrado validación del test de Finkelstein, este test de diagnóstico es ampliamente usado para evaluar la patología de la tendinitis de De Quervain,   este test de diagnóstico tiene una sensibilidad de 89% y especificidad de 14%. En un estudio prospectivo publicado el 2018 en Inglaterra se investigó la eficacia de la prueba de Finkelstein vs Eichhoff, donde participaron 36 personas sintomáticas donde aplicaron ambas pruebas. Dando como resultado que la prueba de Finkelstein demostró mayor especificidad, siendo más precisa, arrojó menos resultados falsos 11 positivos y al momento del examen físico causó una molestia elocuentemente mínima a los participantes. (Wu F)

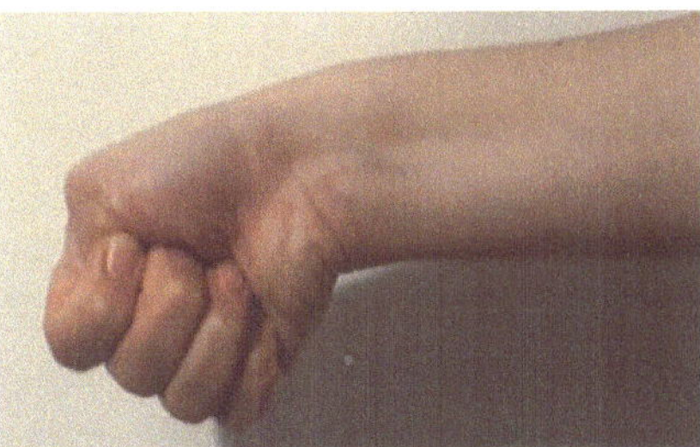

Figura 2: Maniobra de Eichhoff,

Diagnósticos diferenciales

El dolor localizado en el lado radial puede presentarse por varias causas por lo que se debe hacer diagnóstico diferencial con las siguientes que son las más frecuentes:

1.**Origen óseo:** estiloiditis radial por una reacción perióstica, seudoartrosis de escafoides(Jurado y medina 2008)(Savage RC. 1992)

2.**Origen articular:** como malformaciones congénitas, esguinces de ligamentos trapeciometacarpianos y artrosis en el lado radial del carpo. (Celester G. 2009)

3.**Origen tendinoso:**

-Síndrome de intersección: localizado en el tercio distal de la cara dorsal del antebrazo a unos 4-8 cm de la muñeca. (Jurado y Medina 2008)

-Tendinitis de Brachioradiali: el dolor suele acentuarse con la supinación contraria.

-Tendinitis de extensor pollicis longus.

4.**Origen nervioso:** neuritis de Watenberg: afecta a la rama sensitiva del nervio radial por lo que el dolor suele ser más proximal (Jurado y Medina 2008)

Tipos de lesiones de tendón

1.**Tendinosis:** Es la lesión más frecuente dentro de la patología por sobrecarga. Maffulli define como degeneración intratendinosa típica con el envejecimiento o devascularización. Se caracteriza por la desorientación de fibra, hipercelularidad y necrosis focal y la calcificación. Puede producirse como consecuencia de la edad, por microtraumatismos de repetición o por problemas vasculares. Kraushaar & Nirschl definió los tres hallazgos en tendinosis: hiperplasia, hipervascularización fibroblástico y la producción de colágeno. Histológicamente existen signos de degeneración que afectan a los componentes del tendón pero no necesariamente tiene repercusión clínica, por lo tanto son lesiones que generalmente no producen síntomas. (1999).

2.**Tendinitis:** La tendinitis y ruptura parcial se agrupan en esta clasificación. Una respuesta inflamatoria sintomática, la degeneración y alteración vascular son hallazgos característicos. Los linfocitos y los neutrófilos son observables en este tipo de tendinopatía. Tiene características similares a la tendinosis pero histopatológicamente también demuestra la proliferación fibroblástica, hemorragia y tejido de granulación. Para hablar de tendinitis en necesario que exista un verdadero proceso inflamatorio en el espesor del tendón, este hecho aparece casi exclusivamente en el contexto de las enfermedades inflamatorias sistémicas con afección osteoarticular.

3.**Tenosinovitis:** También llamada paratendinitis, se evidencia como una inflamación de la capa exterior del tendón (Kahn et al., 2006). Son cuadros clínicos en donde aparecerá una inflamación e hiperemia peritendinosa y que corresponde histológicamente con un infiltrado de células inflamatorias, por lo general suelen aparecer en tendones que se deslizan sobre una superficie ósea y en ocasiones se pueden asociar con una tendinosis, siendo de esta manera una clínica sintomática. (Sharma p, Maffuli)

Estudios Diagnósticos

La Radiografía nos ayuda a identificar las calcificaciones de una o varias vainas o anormalidades óseas y articulares que pueden ser la causa de la patología, además se puede buscar si existe cambios óseos en la estiloides radial, lesiones que pueden irritar directamente el primer compartimiento dorsal. Los estudios radiológicos permiten excluir patologías óseas subyacentes, como exóstosis, calcificaciones, mala consolidación de fracturas del radio distal, fracturas del hueso escafoides carpiano, espolones a nivel de la apófisis estiloides del radio y osteopenia localizada. Las anormalidades focales de la apófisis estiloides del radio (erosión cortical, esclerosis, o la aposición ósea perióstica) es un indicador de Tenosinovitis De Quervain. La radiología simple no ayuda al diagnóstico de esta patología. Sólo estaría indicado realizarla para confirmar patología asociada como artrosis o artritis reumatoide. (Kvist M. 1995) (Walter, 2002).

En un estudio realizado en el 2017 en donde se incluyeron 181 pacientes (189 muñecas), sin diferencias en la demografía entre el 58% (110 muñecas) con y el 42% (79 muñecas) sin radiografías. Cincuenta (45%) de las muñecas con imagen demostraron una o más anormalidades; sin embargo, incluso para los 13 (12%) con antecedentes de corroboración y hallazgos del examen físico, la radiografía de muñeca no influyó directamente en un cambio en el manejo de ningún paciente de esta serie. Este es un estudio de diagnóstico de nivel III. (Nikolas H. Kazmers).

La Ecografía es una técnica no invasiva accesible y rápida para evaluar tendinopatías, la ecoestructura de los tendones, su morfología, su grosor, y su continuidad, así como el análisis de las vainas sinoviales .(Arroyo, Delgado, Fuentes y Abad, 2007)

Es importante realizar un examen de ultrasonido, ya que puede verificar que el tendón se deslice bien o que haya alteraciones anatómicas. Este examen también puede indicar que hay quistes presentes a nivel de las poleas en conclusión esta nos permite valorar el estado de los tendones flexores y el sistema de poleas. (Chao M, Wu S. 2009)

Un estudio del 2009 evaluó la precisión de la ecografía para identificar el tabique intracompartimental en el primer compartimento extensor en pacientes con enfermedad de De Quervain, por este método diagnóstico se identificó el tabique intracompartimental en 19 de las 19 muñecas con tabique presente y la ausencia del tabique en 23 de las 24 muñecas sin tabique. La sensibilidad de la ecografía fue del 100%, su especificidad del 96%, precisión del 98%. Este estudio es nivel I, estudio diagnóstico (Bong, Cheol 2009)

La Resonancia Magnética (RM) es un método de imagen no invasivo de elección para esta patología, empleada por su capacidad para detectar anomalías de los tejidos blandos, engrosamiento del tendón y su vaina que lo recubre. La degeneración colágena o mucoide se manifiesta en estos casos como áreas donde la señal está incrementada, lo que reafirma el diagnóstico de esta patología. (Lee H 2014)(Arroyo, Delgado, Fuentes y Abad, 2007)

Tratamiento
El objetivo del tratamiento es reducir la inflamación, conservar el movimiento del pulgar y prevenir la reaparición del trastorno, según la gravedad de los síntomas que presente el paciente se recomendará el manejo terapéutico.

El tratamiento se lo puede realizar en 3 fases:
Primera fase
En esta fase el tratamiento se enfoca en medidas conservadoras tales como inmovilización (férula de espiga), compresas frías y/o calientes, fisioterapias y antiinflamatorios.

a) **Férula de Espiga:** los estudios no han demostrado que las férulas sean una herramienta de tratamiento para proporcionar un alivio duradero más allá de permitir que las articulaciones descansen en una posición inmovilizada, si se prescribe una férula, se recomienda una férula espiga para pulgar basada en el antebrazo que inmoviliza las articulaciones con la muñeca en neutro, 30 ° de flexión de la articulación carpometacarpiana (CMC) y 30 ° de abducción del pulgar con la articulación libre interfalángica (IP). (Ilyas 2009).
El paciente puede utilizar la férula entre 7 a 10 días, por lo general se obtienen buenos resultados con la inmovilización.

b) **AINES:** Varios autores mencionan que se puede prescribir AINES, tanto en patología aguda como crónica, aunque ninguno tiene una distinción clara como el fármaco de elección, el uso de estos debe ser por período corto de tiempo (hasta 7 días) permite alcanzar un nivel de analgesia que facilita el inicio efectivo de tratamientos que si se han mostrado eficaces en la modificación de la patología a largo plazo. Entre los antiinflamatorios no esteroides tenemos: ibuprofeno, ácido acetil-salicílico, indometacina, diclofenaco, naproxeno, piroxicam, celecoxib, etc, se usan según el criterio médico y el tipo de paciente.

c) **Compresas:** las compresas se las coloca sobre la muñeca, con predominio en el lado radial.
   • **Calor:** se puede utilizar una botella con agua caliente o almohadilla térmica, se la debe colocar por un periodo de 15 minutos cada 4 a 6 horas.
   • **Frío:** 10 a 15 minutos cada 4 a 6 horas.
d) **Fisioterapia:** la derivación al fisioterapista se lo hará según el criterio médico, según la escala de dolor que presente el paciente y según los síntomas. El terapeuta puede indicar ejercicios para las muñecas, las manos y los brazos para fortalecer los músculos, reducir el dolor y limitar la irritación el tendón, las sesiones por lo general van entre 10 a 15.

Segunda fase
Si el paciente perdura con molestias a pesar de lo realizado en la fase 1, se puede utilizar una

puede utilizar una   medida intervencionista como es la infiltración de corticoide en la zona afectada, acompañada con fisioterapia y un ciclo corto de inmovilización con la férula de espiga.

Corticoide: Las inyecciones de corticoides han sido, y son, administradas a menudo en el tratamiento de las tendinopatías. La dosis que se prescriba dependerá de la intensidad del dolor que el paciente refiera. Se utilizan distintos tipos de corticoides como hidrocortisona, metilprednisolona, acetónido de triamcinolona o fosfato sódico de betametasona. Éste último es el más utilizado ya que es soluble en suero, no deja residuos en la vaina del tendón, no causa tenosinovitis y provoca menos necrosis grasa en los tejidos de alrededor. (Dierks U. 2018).

Sin embargo la colocación de esta inyección pueden provocar efectos no deseados, tanto locales (atrofia dérmica, necrosis grasa, hipopigmentación, aumento de la sintomatología postinyección, infección); como sistémicos (hiperglucemia transitoria, leucocitosis), cabe mencionar que es posible que la integridad mecánica del tendón pueda verse afectada, por lo tanto se evalúa riesgo-beneficio para el tratamiento del paciente.

Varios casos de series y ensayos clínicos con inyecciones con corticosteroides se han estudiado, ya sean inyecciones con corticosteroides solos y también en combinación con otras modalidades de tratamiento que incluyen férulas y AINES. La tasa de éxito con inyecciones de diversas formulaciones de corticosteroides varía de 62 a 93%. El éxito ha sido reportado con una variedad de corticosteroides (por ejemplo, betametasona, triamcinolona, dexametasona, metilprednisolona) en combinación con cualquiera de varios anestésicos locales (por ejemplo, bupivacaína, lidocaína).

Un estudio prospectivo aleatorizado se realizó entre enero de 2005 y julio de 2008 en las clínicas ortopédicas con un total de 73 pacientes con tenosinovitis de De Quervain, en el primer grupo, se incluyeron 37 pacientes (inyección de corticoide más inmovilización de la muñeca por yeso), y 36 pacientes en el segundo grupo (solo yeso). La tasa de éxito general fue del 86.5% en el primer y 36.1% en los segundos grupos, el dolor temporal fue la reacción adversa más común en el sitio de inyección y se observó en el 40% de los pacientes. A pesar de esta reacción adversa que estaba relacionada con la inyección de metilprednisolona, se observó una mayor tasa de éxito en el grupo de inyección en comparación con los pacientes tratados únicamente por férula. Estudio con evidencia I. (Mehdinasab 2010).

Según varios estudios la terapia de infiltración debe ser guiada por ultrasonido para un mejor resultado y se recomienda que la colocación de la misma sea realizada por personal experimentado. (Lee DH 2011).

Tercera fase
Si a pesar del tratamiento conservador y de medida intervencionista el paciente persiste con dolor e incapacidad funcional de la muñeca, se debe evaluar la posibilidad de tratamiento quirúrgico, de esta manera se liberará la compresión tendinosa y disminuirá el roce que estaba generando la inflamación y el dolor. Para la realización de este procedimiento se debe derivar al paciente al especialista.

La cirugía consiste en realizar una incisión de 2 a 3 centímetros en relación a la estiloides radial la cual puede ser longitudinal o transversal. Se ubica el compartimento extensor y se realiza la apertura de la polea con bisturí bajo visión directa, asegurándose de liberar los tendones del abductor largo del pulgar (APL) y el extensor corto del pulgar (EPB) en forma completa. Es fundamental para la intervención quirúrgica la protección de la rama sensitiva del nervio radial y la descompresión completa del primer compartimiento de extensores, incluyendo la liberación de tendones y compartimentos adicionales. La lesión del nervio sensitivo radial y falta de reconocimiento de las variaciones en el primer compartimiento de extensores puede resultar en dolor continuo y el fracaso del tratamiento. (Gulabi D. 2014)

Para la elaboración del capítulo se valor, el nivel de la evidencia y el grado de recomendación, según la siguiente tabla:

Grado De Recomendación	Nivel De Evidencia	Tipo De Estudio
A	1 A	Revisión sistémica de ensayos clínicos controlados (homogéneos entre sí)
	1B	Ensayos clínicos controlados (con intervalo de confianza estrecho)
B	2 A	Revisión sistémica de estudios de cohorte (homogéneos entre sí)
	2B	Estudio individual de cohortes/ estudio clínico y aleatorizado individual de baja calidad
	3 A	Revisión sistémica de casos y controles (homogéneos entre sí)
	3B	Estudio individual de casos y controles
C	4	Series de casos, estudios de cohorte/ casos y controles de baja calidad
D	5	Opiniones de expertos basados en revisión no sistémica de resultados o esquemas fisiopatológicos.

1.Jurado Bueno, A., Medina Porqueres, I. (2008). TENDÓN: Valoración y tratamiento en fisoterapia (primera ed.). Editorial Paidotribo. 489- 504.

2.Argente H, Álvarez M. Semiología Médica Fisiopatología, Semiotecnia y Propedéutica. 1a ed. Buenos Aires: Editorial Médica Panamericana; 2005. 1602 p.

3.Wu F, Rajpura A, Sandher D. Finkelstein's Test Is Superior to Eichhoff's Test in the Investigation of de Quervain's Disease. J Hand Microsurg [Internet]. 2018;10(02):116–8. Available from: https://www.ncbi.nlm.nih.gov/pmc/articles/PMC6103758/ 19

4.Silberman F, Varaona O. Ortopedia y Traumatología. 3a. ed. Buenos Aires: Editorial Médica Panamericana; 2010. 447.

5.Celester Barreiro, G. (2009). Tendinopatía de De Quervain (1). Revisión de conceptos. Revista Iberoamericana de cirugía de mano, 37(2), 81-88.

6.Doyle JR. Anatomy of the finger flexor tendon sheath and pulley system. J Hand Surg Am. 1988; 13(4):473-484.

7.Chao M, Wu S, Yan T. The effect of miniscalpel-needle versus steroid injection for trigger thumb release. J Hand Surg Eur 2009; 34(4): 522-525.

8.Sánchez Blanco I, Ferrero Méndez A., Aguilar Naranjo J.J, Climent Barbera J.A., Conejero Casares J.A, Peña Arrebola A, ZambudioPerago R., (2008), Manual SERMEF de Rehabilitación y MédicinaFisica. Editorial Médica Panamericana.

9.Gulabi D, Cecen GS, Bekler HI, Saglam F, Tanju N. A study of 60 patients with percutaneous trigger finger releases: clinical and ultrasonographic findings. J Hand Surg Eur. 2014, 39: 699-703.

10.Loudon Janice, Bell Stephania L. y Johnston Jane (2001), Guía de Valoración Ortopédica Clínica, p.p. 105-140.

11.Palomino Reyes CG; Vivanco Vidarte DF; Guevara Hurtado FG. Asociación entre Tenosinovitis de Quervain y horas de uso de "Smartphone" en alumnos de la facultad de Negocios de la Universidad Peruana de Ciencias Aplicadas. Lima; 2017

12.Arroyo J., Delgado P.J., Fuentes A., Abad J. M., (2007), Tratamiento Quirúrgico de la Tenosinovitis Estenosante de Quervain, editorial Fundación MAPFRE, vol. 5

13.Prentice William E.(2001), Técnicas de Rehabilitación en medicina Deportiva, pp. 35-36.

14.Clarke MT, Lyall HA, Grant JW, Matthewson MH (1998). The histopathology of de Quervain's disease. J Hand Surg Br; 23:732.

15.Gonzalez MH, Sohlberg R, Brown A, Weinzweig N. The First Dorsal Extensor Compartment - an Anatomic Study. J Hand Surg Am 1995;20A(4):657-660.

16.Jackson WT, Viegas SF, Coon TM, Stimpson KD, Frogameni AD, Simpson JM. Anatomical variations in the first extensor compartment of the wrist. A clinical and anatomical study. J Bone Joint Surg Am 1986;68(6):923-926.

17.Harvey W, Dyson M, Pond JB, Grahame R. The stimulation of protein synthesis in human fibroblasts by therapeutic ultrasound. Rheumatol Rehabil 1975; 14(4): 237-41.

18.Rouvière H, Delmas A. Anatomía humana descriptiva, topográfica y funcional. 10ª ed. Barcelona: Masson; 1999.

19.Gurses IA, Coskun O, Gayretli O, Kale A, Ozturk A. The anatomy of the fibrous and osseous components of the first extensor compartment of the wrist: a cadaveric study. Surg Radiol Anat 2015;37(7):773-777.

20.Oñate C (2016). Tendinitis y Tenosinovitis de Muñeca y Mano.. Available from: file:///C:/Users/Dell/Downloads/s-0037-1606777 (1).pdf

21.Lomeli, J. (2012). Síndrome de De Quervain como diagnóstico diferencial de radiculopatía cervical. Arch Neurocien (Mex). https://www.medigraphic.com/pdfs/arcneu/ane-2012/ane124i.pdf

22.Wolf JM, Sturdivant RX, Owens BD. Incidence of de Quervain's tenosynovitis in a young, active population. J Hand Surg Am 2009; 34:112.

23.McDermott JD, Ilyas AM, Nazarian LN, Leinberry CF. Ultrasound-guided injections for de Quervain's tenosynovitis. Clin Orthop Relat Res 2012; 470:1925.

24.Scheller A, Schuh R, Hönle W, Schuh A. Long-term results of surgical release of de Quervain's stenosing tenosynovitis. Int Orthop 2009; 33:1301.

25.Shen PC, Wang PH, Wu PT, Wu KC, Hsieh JL, Jou IM. The estrogen receptor-β expression in de Quervain's disease. Int J Mol Sci. 2015;16(11):26452–62.

26.Huisstede B, Coert J, Friden J, Hoogvliet P. Consensus on a Multidisciplinary Treatment Guideline for de Quervain Disease: Results From the European HANDGUIDE Study. Phys Ther. 2014;94(8):1095–110

27.Rouvière H, Delmas A. Anatomía humana descriptiva, topográfica y funcional. 10ª ed. Barcelona: Masson; 1999.

28.Gurses IA, Coskun O, Gayretli O, Kale A, Ozturk A. The anatomy of the fibrous and osseous components of the first extensor compartment of the wrist: a cadaveric study. Surg Radiol Anat 2015;37(7):773-777.

29.Oñate C (2016). Tendinitis y Tenosinovitis de Muñeca y Mano.. Available from: file:///C:/Users/Dell/Downloads/s-0037-1606777 (1).pdf

30.Lomeli, J. (2012). Síndrome de De Quervain como diagnóstico diferencial de radiculopatía cervical. Arch Neurocien (Mex). https://www.medigraphic.com/pdfs/arcneu/ane-2012/ane124i.pdf

31.Wolf JM, Sturdivant RX, Owens BD. Incidence of de Quervain's tenosynovitis in a young, active population. J Hand Surg Am 2009; 34:112.

32.McDermott JD, Ilyas AM, Nazarian LN, Leinberry CF. Ultrasound-guided injections for de Quervain's tenosynovitis. Clin Orthop Relat Res 2012; 470:1925.

33.Scheller A, Schuh R, Hönle W, Schuh A. Long-term results of surgical release of de Quervain's stenosing tenosynovitis. Int Orthop 2009; 33:1301.

34.Shen PC, Wang PH, Wu PT, Wu KC, Hsieh JL, Jou IM. The estrogen receptor-β expression in de Quervain's disease. Int J Mol Sci. 2015;16(11):26452–62.

35.Huisstede B, Coert J, Friden J, Hoogvliet P. Consensus on a Multidisciplinary Treatment Guideline for de Quervain Disease: Results From the European HANDGUIDE Study. Phys Ther. 2014;94(8):1095–110

36.Huisstede B, Coert J, Friden J, Hoogvliet P. Consensus on a Multidisciplinary Treatment Guideline for de Quervain Disease: Results From the European HANDGUIDE Study. Phys Ther. 2014;94(8):1095–110

37.Salinas Duran Fabio, Lugo Agudelo Luz Elena y Restrepo Arbelaéz (2008), Rehabilitación en Salud, p.p. 272

38.Kvist M, Hurme T, Kannus P et al. Vascular density at the myotendinous junction of the rat gastrocnemius muscle after immobilization and remobilization. Am J Sports Med 1995; 23(3): 359-64.

39.Nikolas H. Kazmers , Tiffany C. Liu , BA, Chia H. Wu , David R. Steinberg , David J. Bozentka , L. Scott Levin , FACS, y Benjamin L. Gray , . (2017a, octubre 14). Deferring Routine Wrist Radiography Does Not Affect Management of de Quervain Tendinopathy Patients. PubMed Central (PMC). https://www.ncbi.nlm.nih.gov/pmc/articles/PMC5864493/

40.Walter   B. Greene, (2002), Essentials. Bases para el Tratamiento de las Afecciones Musculo esqueléticas, pp. 232-233

41.Bong Cheol Kwon, Soo-Joong Choi , Sung Hye Koh , Dong Jo Shin , y Goo Hyun Baek. (2009, 23 diciembre). Sonographic Identification of the Intracompartmental Septum in de Quervain's Disease. PubMed Central(PMC) .https://www.ncbi.nlm.nih.gov/pmc/articles/PMC2895825/

42.Lee H, Kim P, Aminata I, Hong H, Yoon J, Jeon I. Surgical release of the first extensor compartment for refractory de Quervain's tenosynovitis: surgical findings and functional evaluation using DASH scores. CiOS Clin Orthop Surg. 2014;6(4):405–9.

43.Leadbetter W. Anti-Inflammatory Therapy in Tendinopathy: The Role of Nonsteroidal Drugs and Corticosteroid Injections. In: Maffulli N, Renström P, Leadbetter W, eds. Tendon injuries: basic science and clinical medicine. London: Springer-Verlag London Limited; 2005.

44.Mehdinasab, S. A. (2010, julio). Methylprednisolone Acetate Injection Plus Casting Versus Casting Alone for the Treatment of De Quervain's Tenosynovitis. PubMed. https://pubmed.ncbi.nlm.nih.gov/20597558/

45.Lee DH, Han SB, Park JW, Lee SH, Kim KW, Jeong WK Las inyecciones de vaina tendinosa guiadas sonográficamente son más precisas que las inyecciones ciegas: implicaciones para el tratamiento del dedo en gatillo. J Ultrasonido Med. Febrero de 2011; 30 (2): 197-203.

46.Leadbetter WB. Cell-matrix response in tendon injury. Clin Sports Med 1992; 11 (3):533-78.

47. Ilyas A. Tratamiento no quirúrgico de la tenosinovitis de De Quervain. J Surg de mano. 2009; 34A : 928–929. doi: 10.1016 / j.jhsa.2008.12.030.

48.Ilyas AM, Ast M, Schaffer AA, tenosinovitis Thoder J. De Quervain de la muñeca. J Am Acad Orthop Surg. 2007; 15 (12): 757–764.

49.Vivas S. (2015, Junio). Patología asociada al uso excesivo de dispositivos móviles en estudiantes entre 18 y 25 años de la pontificia universidad católica del Ecuador.

50.Vivas S. (2015, Junio). Patología asociada al uso excesivo de dispositivos móviles en estudiantes entre 18 y 25 años de la pontificia universidad católica del Ecuador.

51.Dierks U, Hoffmann R, Meek MF. Open versus percutaneous release of the A1 pulley for stenosing tendovaginitis: a prospective randomized trial. Tech Hand Up Extrem Surg 2008; 12: 183-187. Types and epidemiology of tendinopathy. Clin Sporst Med; 22:675-92

52.Sharma P, Maffulli N. Tendon injury and tendinopathy: Healing and repair. Healing and repair. J Bone Joint Surg Am 2205;87:187-202

53.Maffulli N, Wong J, Almekinders LC. T

54.Cortez K. (2019, Agosto) Prevalencia de tenosinovitis de Quervain en relación con el uso de teléfonos celulares en adolescentes de bachillerato de la Unidad Educativa "Manuela Cañizares" en el período marzo 2019- agosto 2019.

55.Gulabi D, Cecen GS, Bekler HI, Saglam F, Tanju N. A study of 60 patients with percutaneous trigger finger releases: clinical and ultrasonographic findings. J Hand Surg Eur. 2014, 39: 699-703

CAPÍTULO 14

Evelyn Andrea Vera Cevallos
Artritis Séptica

Introducción

Se denomina artritis séptica a la infección producida en las articulaciones, se genera a partir de gérmenes (bacterias, micobacterias y hongos) que llegan a la articulación desde el exterior. Otros nombres que recibe son: artritis piógena, infecciosa, séptica, purulenta o supurativa. (Borzio R, 2016, pág. E657) (Hassan AS, 2017, pág. 1)

Las articulaciones que más frecuentemente se ven afectadas como monoartritis aguda son las rodillas seguido de cadera y hombros. En niños se ve más frecuentemente afectada la cadera (Khazi ZM, 2020, pág. 1) (Hassan AS, 2017, pág. 1).

Entre la etiología se encuentra más frecuentemente el Staphylococcus Aureus seguido estreptococos del grupo A y B; Los organismos gramnegativos son infrecuentes sin embargo entre ellos se ha aislado con mayor frecuencia: Neisseria gonorrhoeae y Neisseria meningitidis. Los gérmenes entéricos (Escherichia coli, Proteus mirabilis y Klebsiella) se han identificado en inmunocomprometidos además de S. aureus (MRSA). Kingella kingaees un cocobacilo anaerobio β-hemolíticos facultativos Gram-negativos debe considerarse en niños. El neumococo se observó en mínimo porcentaje y actualmente ha disminuido significativamente debido al uso de vacunas. Finalmente, organismos fúngicos de Brucella (esporotricosis, blastomicosis) y Mycobacterium tuberculosis. (Hassan AS, 2017, pág. 1) (Davis CM, 2020, pág. S15) (Brown DW, 2019, pág. 2)

ETIOLOGÍA	
Más Frecuentes	
Staphylococcus aureus	Población en general
S. aureus (MRSA)	Uso de drogas intravenosas, inmunocomprometidos
estreptococos de los grupos A y B	Ancianos
Menos Frecuentes	
Neisseria gonorrhoeae	RN y adolescentes sexualmente activos
Neisseria meningitidis	Déficit del complemento

Escherichia coli,	
Proteus mirabilis y	Pacientes Inmunocomprometidos
Klebsiella	
Kingella kingaees	Niños
Organismos fúngicos	
Brucella (esporotricosis, blastomicosis)	Pacientes Inmunocomprometidos
Mycobacterium tuberculosis.	

Tabla 1. Etiologia De Artritis Septica

Se considera que se presentan de 4 a 10 casos por cada 100.000 habitantes siendo más predisponentes en personas comorbilidades como artritis reumatoide, por la mala calidad de piel que presentan estos pacientes, la preexistencia de daño articular y además de la inmunosupresión que producen los medicamentos administrados, por lo que estos tiene un riesgo de 4 a 15 veces más de presentar artritis séptica que la población en general; Diabetes, la presencia de prótesis articular, afectaciones articulares por cristales como gota o pseudogota, cirugía articular reciente, infecciones de la piel, abuso de drogas por vía intravenosa y portadores de VIH son factores de riesgo que predisponen a desarrollar artritis séptica. En ocasiones, la artritis piógena puede surgir como complicación producto de artroscopía o inyección terapéutica de articulaciones con corticosteroides. (Khazi ZM, 2020, pág. 1) (Davis CM, 2020, pág. S15) (Hassan AS, 2017, pág. 1) (Ross, 2017, pág. 2)

El agente causal puede llegar a la articulación por tres vías: Hematógena, ya que la membrana sinovial es altamente vascularizada; por inoculación directa del germen por lesiones o heridas en la piel (generalmente estafilococos y estreptococos) y por continuidad de un foco infeccioso cercano. La siembra bacteriana causa daño articular por la liberación de toxinas y enzimas que alteran especialmente el cartílago por otra parte la respuesta del huésped genera inflamación, los neutrófilos migran al sitio afectado y liberan una serie de factores como oxígeno, proteasas y citocinas que activan metaloproteinasas de la matriz del huésped, lo que genera autodigestión del cartílago concomitante. Además, se produce lesión isquémica en el cartílago ya que este es dependiente de la difusión de oxígeno y nutrientes por parte de la membrana sinovial por lo que a medida que se acumula el exudado purulento, aumenta la presión articular y el flujo sanguíneo sinovial disminuye. (Hassan AS, 2017, pág. 1) (Davis CM, 2020, pág. S15) (Ross, 2017, pág. 2)

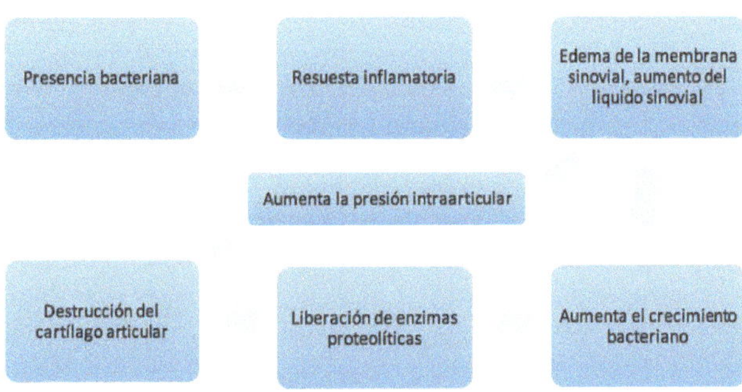

Tabla 2 Fisiopatologia Artritis Séptica

Para la elaboración de este capítulo se valoró el nivel de evidencia (Tabla 3) y la fuerza de la recomendación de una opción terapéutica particular de acuerdo con escalas predefinidas (Tabla 4).

Nivel de evidencia A	Datos procedentes de múltiples ensayos clínicos aleatorizados o metanálisis
Nivel de evidencia B	Datos procedentes de un único ensayo clínico aleatorizado o de grandes estudios no aleatorizados
Nivel de evidencia C	Consenso de opinión de expertos y/o pequeños estudios, estudios retrospectivos, registros

Tabla 3 Niveles De Evidencia

Grados de recomendación	Definición	Expresiones Propuestas
Clase I	Evidencia y/o acuerdo general en que un determinado procedimiento diagnóstico-tratamiento es beneficioso, útil y efectivo	Se recomienda/ está indicado
Clase II	Evidencia conflictiva y/o divergencia de opinión acerca de la utilidad/eficacia del tratamiento	
Clase IIa	El peso de la evidencia/opinión está a favor de la utilidad/eficacia	Se debe considerar
Clase IIb	La utilidad/eficacia está menos establecida por la evidencia/opinión	Se puede recomendar
Clase III	Evidencia o acuerdo general en que el tratamiento no es útil/efectivo y en algunos casos puede ser perjudicial	No se recomienda

Tabla 4 Clases De Recomendación

Diagnóstico

Entre los síntomas de presentación de esta patología están: articulación única hinchada, tibia y dolorosa, puede causar limitación del movimiento y en pocos casos con afectación en articulación sacroiliaca se presenta cambios en la marcha. Otras características clínicas pueden incluir derrame, sensibilidad a la palpación en la examinación, en las extremidades inferiores se ha evidenciado incapacidad, soportar peso, además cuanto más superficial es la articulación, más evidentes son los síntomas, Quizás el signo más útil a la palpación es sensibilidad al micromovimiento. Es más frecuente la febrícula en un 90% de los casos, fiebre alta se ha presentado en solo el 58% de pacientes. La leucocitosis sérica está presente en solo del 50% al 60% de los pacientes con esta patología. Es necesario aclarar que (Hassan AS, 2017, pág. 1) (Brown DW, 2019, pág. 2) (Ross, 2017, pág. 3)

Se establece   diagnóstico diferencial con: Artritis cristalina como gota, pseudogota, aunque esta presentación puede resultar concomitante con Artritis piógena, Enfermedad de Lyme, Hemartrosis, Necrosis avascular y la presentación monoarticular o brote de una enfermedad reumática sistémica como la artritis reumatoide. (Nair R, 2017, pág. 17)

Los Criterios de Newman, (Recomendación IIbB) se pueden recomendar por algunas instituciones que requieren que se cumplan 1 de 4 criterios para considerar un diagnóstico de artritis séptica:

(1) Aislamiento de un organismo de una articulación afectada.
(2) aislamiento de un organismo de otra fuente con un calor asociado y articulación inflamada
(3) Dolor e inflamación articular y líquido articular turbio en la presencia de antibióticos previos.
(4) Histológica o evidencia radiológica consistente con Artritis Séptica (Davis CM, 2020, pág. S15)

Exámenes Complementarios
La artrocentesis de la articulación afecta es el estándar de oro, es tanto un procedimiento terapéutico como diagnóstico, debe realizarse con técnica aséptica para evitar contaminación y antes de iniciar terapia antibiótica; el análisis de líquido sinovial para detección del patógeno causal es indispensable, y el estudio de laboratorio del mismo incluye: recuento celular (recuento de glóbulos blancos de más de 50,000 por mm3 se consideran sépticos), tinción de Gram, cultivos y análisis de cristales en la articulación. (Recomendación 1A) Las características de líquido sinovial en artritis séptica comprende: glucosa descendida, elevados niveles de proteína y ácido láctico). (Davis CM, 2020, pág. S15) (Hassan AS, 2017, pág. 3)

Las pruebas de laboratorio adicionales incluyen recuentos de glóbulos blancos periféricos (leucocitosis con desviación a la izquierda), velocidad de sedimentación globular y proteína C reactiva, ambos marcadores deben ser elevados para ser compatible con artritis sépticas (Recomendación 1A). También se ha evidenciado que la procalcitonina (Los valores normales en sangre son menores de 0.5 ng/mL, Valores mayores de 0.5 ng/mL son considerados anormales) puede ser más útil que la proteína C reactiva para distinguir artritis séptica de no séptica, sin embargo la procalcitonina sola no puede utilizarse sola para diagnóstico del   mismo. La procalcitonina se considera también como un biomarcador potencial para distinguir infección altamente sensible y específico para la artritis séptica. Valor normal de Proteina C reactiva 1mg/dL. (Nair R, 2017, pág. 718) (Zhao J, 2017, pág. 1166) (Nair R, 2017, pág. 718)

Entre las pruebas de imagen están: la radiografía simple que pueden mostrar irregularidad grave o erosión al cartílago o hueso subcondral y también pueden mostrar derrames. Aunque la imagen obtenida generalmente puede ser normal en estadios iniciales a medida que avanza la infección se puede distinguir osteopenia pérdida de espacio articular y desarrollo del estrechamiento;   además de desplazamiento de la almohadilla de grasa periarticular, pérdida de la línea cortical blanca sobre segmentos extendidos y continuos. La ecografía no solo se usa para guiar la artrocentesis en articulaciones de difícil acceso, sino es útil para detectar pequeños derrames y permite evaluación de articulaciones inaccesibles como las caderas estos se identificarán en el receso sinovial anterior, profundo al músculo iliopsoas, y pueden demostrar una   ecogenicidad variable dependiendo de la naturaleza del fluido (por ejemplo, sangre, serosa o infecciosa). Con la resonancia magnética se obtienen imágenes más sensibles y específicas para evaluar la condición de cartílago, tejido blando circundante y hueso además puede detectar osteomielitis. La tomografía es útil para evidenciar destrucción cortical y secuestro óseo característicos en cuadros   prolongados cursados con osteomielitis crónica. (Davis CM, 2020, pág. S15) (Nair R, 2017, pág. 718) (Hassan AS, 2017, pág. 3) (Boniface K, 2020)

Tratamiento

La artritis Séptica afecta y daña al cartílago y hueso por lo que la clave para el manejo de la misma es el diagnóstico precoz, seguido aspiración articular con drenaje inicial y antibioticoterapia; en ocasiones se puede necesitar de drenaje en quirófano y en caso de ser necesario la artrocentesis diaria debe realizarse reiteradas veces hasta que se resuelva el derrame y los cultivos se vuelvan negativos (Recomendación 1A), un indicador de mejoría o una respuesta adecuada al tratamiento adecuado es la disminución de la inflamación de las articulaciones y los recuentos de líquido sinovial caso contrario si el derrame es persistente (después de 7 días) incluso después de realizar tomas en serie, es una indicación de drenaje quirúrgico de la articulación (Recomendación 1A), ya sea artroscópicamente o por artrotomía. Entre las indicaciones para la artrotomía incluyen la necesidad de descompresión urgente (ya sea debido a neuropatía o compromiso del suministro de sangre), articulaciones como la cadera ya que son inaccesibles, una articulación previamente dañada por enfermedad articular preexistente, fracaso del tratamiento conservador y sospecha o diagnóstico de osteomielitis que complica la artritis séptica. (Nair R, 2017, pág. 719)

Se recomienda la prescripción de antibioticoterapia intravenosa hasta que se obtengan los resultados de los cultivos, la vancomicina es la más comúnmente utilizado debido a su cobertura MRSA, incluso se recomienda una cefalosporina de tercera o cuarta generación. Si la artritis séptica está asociada con una mordedura de animal, entonces debe ser administrada ampicilina. (Recomendación 1A). El tiempo de prescripción de antibióticos intravenosos es de 2-3 semanas seguidas de 2 – 4 semanas de antibióticos orales. (Recomendación 1A) Si se determina que un organismo gram positivo es el causante agente, linezolid oral ha demostrado ser un buen antibiótico a largo plazo para la cobertura. (Recomendación 1A). En pacientes con otros factores de riesgo, como la inmunosupresión o aquellos con bacteriemia de origen sea urinario o gastrointestinal, la cobertura también debe dirigirse a patógenos gramnegativos como E. coli. (Recomendación 1A). Los cursos de antibióticos del tratamiento en las complicaciones deben extenderse a 6 semanas si hay imágenes evidencia de osteomielitis acompañante en estudios de imagen (Recomendación 1A). (Ross, 2017, pág. 212) (Nair R, 2017, pág. 719) (Davis CM, 2020, pág. S16) (Davis CM, 2020, pág. S16)

El espaciador antibiótico por etapas es un método establecido para tratar la infección de la articulación periprotésica, ha tenido excelentes resultados y ha sido empleado en la rodilla y en la cadera, ambos con gran éxito y buenos resultados. Estos dispositivos ofrecen una dosis alta específica de antibiótico y aseguran una lenta y mantenida liberación del mismo, sin embargo al final los estudios recomiendan continuar con la artroplastia final. (Davis CM, 2020, pág. S17)

GERMEN	PRIMERA LINEA	ALTERNATIVA
Cocos grampositivos		
Staphylococcus aureus resistente a meticilina (MRSA)	Vancomicina 1 g intravenoso (IV) cada 12 horas	Linezolid + Gentamicina
baja prevalencia para MRSA	Cefazolina 2 g IV cada 8 horas	
Cocos gramnegativos		
infección gonocócica diseminada	Ceftriaxona 1 g IV cada 24 horas MÁS Azitromicina 1 g por vía oral (dosis única)	Levofloxaciona/ Criprofloxacino
Bacilos gramnegativas		
	Cefepima 2 g IV cada 8 horas o piperacilina-tazobactam 4.5 g IV cada 6 horas	Cirpofloxacino, Aaztreonam
No se observan organismos		
	Vancomicina 1 g IV cada 12 horas	Linezolid + Gentamicina
	(se puede usar cefazolina en áreas de baja prevalencia de MRSA)	

Tabla 5 Tratamiento De Atritis Septica Segun Su Etiologia/Alternativa En Caso De Hipersensibilidad

1.Boniface K, P. M. (2020). Point-of-Care Ultrasound for the Detection of Hip Effusion and Septic Arthritis in Adult Patients With Hip Pain and Negative Initial Imaging. J Emerg Med, 627-631.

2.Borzio R, M. N. (2016). Predictors of Septic Arthritis in the Adult Population. Orthopedics, 657-663.

3.Brown DW, S. B. (2019). Pediatric Septic Arthritis: An Update. Orthop Clin North Am, 461-470.

4.Davis CM, Z. R. (2020). Surgical Options and Approaches for Septic Arthritis of the Native Hip and Knee Joint. J Arthroplasty, S14-S18.

5.Hassan AS, R. A. (2017). Peripheral Bacterial Septic Arthritis: Review of Diagnosis and Management. J Clin Rheumatol, 435-442.

6.Khazi ZM, C. W. (2020). Arthroscopy Versus Open Arthrotomy for Treatment of Native Hip Septic Arthritis: An Analysis of 30-Day Complications. Arthroscopy, 1048-1052.

7.Nair R, S. M. (2017). Septic Arthritis and Prosthetic Joint Infections in Older Adults. Infect Dis Clin North Am, 715-729.

8.Ross, J. J. (2017). Septic Arthritis of Native Joints. Infect Dis Clin North Am, 203-218.

9.Zhao J, Z. S. (2017). Serum procalcitonin levels as a diagnostic marker for septic arthritis: A meta-analysis. American Journal of Emergency Medicine, 1166-1171.

CAPÍTULO 15

Johanna Alejandra López Valarezo
Osteomielitis

Introducción

La osteomielitis es una enfermedad infecciosa que afecta a la porción medular y cortical del hueso. (Pincay, 2020, p. 212)

Es causado principalmente por invasión hematógena de bacterias desde tejidos adyacentes o por exposición del hueso, se puede presentar tanto en niños como en adultos.

Clasificación

Se pueden utilizar muchos criterios entre los más importantes: el microorganismo causante, donde se localiza, grupos de edad, patogénesis, evolución, para Pincay esta es la clasificación más utilizada:

"Clasificación de Waldvogel (OMA)" (2020, p.212)

Hematógena	●Niños y adolescentes ●Adultos
Secundaria a un foco o inoculación directa	●Fracturas abiertas, cirugía. ●Propia de adultos, polimicrobiana
Asociada a insuficiencia vascular y neuropatía	●Adultos. ●Antecedentes de diabetes e insuficiencia vascular. ●Afecta a los huesos del pie (pequeños traumatismos). ●Poli microbiana

"Clasificación Cierny-Mader" (2020, p.212)

Anatómico	●Medular: Hematógena. ●Superficial: Secundaria a un foco. ●Localizada: Secuestro de la cortical. ●Difusa: Afección ósea difusa.
Estado fisiológico	●Huésped normal. ●Enfermedad de base sistémica o un compromiso local generalmente vascular. ●Prohibitivo, discapacidad, morbilidad grave, mal pronóstico.

Etiología

Para Bahamonde el germen más frecuentemente implicado es el Staphilococcus aureus hasta 80-90% del total. (2018, p. 1)

Según Rojas se pueden clasificar por grupos de edad. (2018, p. 55)

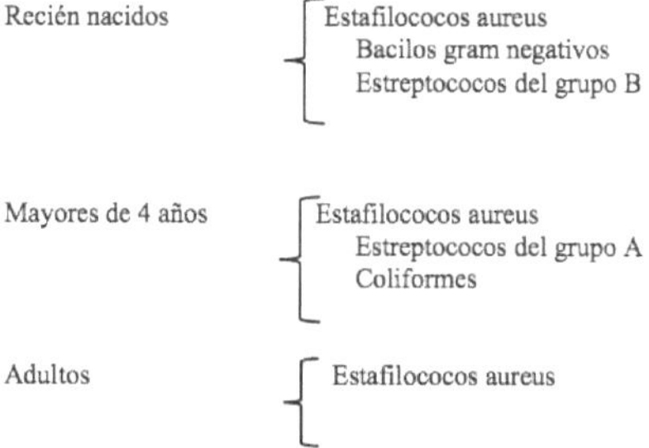

La afectación por micobacterias es relativamente frecuente y se tiene que considerar en los procesos de evolución tórpida y pobre respuesta a tratamientos habituales. (Bahamonde, 2018, p. 2)

La afectación por micobacterias es relativamente frecuente y se tiene que considerar en los procesos de evolución tórpida y pobre respuesta a tratamientos habituales. (Bahamonde, 2018, p. 2)

Fisiopatología

La infección inicia al interior del hueso, es decir en la cavidad medular que puede ser roja o amarilla dependiendo la edad del paciente.

El microorganismo empieza su proliferación en los vasos sanguíneos del hueso, de esta manera obstruye el suministro de oxígeno y nutrientes creando áreas de necrosis, edema, congestión vascular, hiperemia y acumulación de células blancas, que a su vez aumenta la presión intramedular, convirtiéndose en un círculo vicioso.

Para López el aumento de zonas de isquemia se forma un acceso intramedular, este proceso disemina a través de los canales de Havers y

Wolk-mann atravesando la cortical para producir necrosis (secuestro). (2016, p. 340)

Diagnóstico

Basándonos en el examen físico dependiendo de la edad del paciente podemos encontrar que el principal síntoma sea el dolor de la región afectada, acompañado de impotencia funcional, rubor local, edema, en algunos casos encontraremos signos muchos más claros como secreción local, fístulas e infección de partes blandas.

López advierte que la presencia de una fístula es patognomónico de la osteomielitis crónica. Presentaciones adicionales de osteomielitis crónica incluyen fracturas que no sanan y absceso de Brodie. (2016, p 340)

Para Pincay los pacientes con diabetes mellitus, la presencia de úlceras en miembros inferiores está fuertemente relacionada con presencia de osteomielitis hasta en un 60% de los casos. (2020, p 214)

Advierte Pincay que el paciente puede asociar fiebre, síntomas constitucionales importantes, sin que se correlacione con la gravedad de la osteomielitis. (2020, p 214)

Finalmente, Pincay et al. (2020) indica que en un niño muy pequeño los síntomas se detectan cuando él se niega a mover sus extremidades o a caminar, y llora por tanto dolor.

Una correcta y completa historia clínica, además del examen físico de nuestro paciente nos dará un 60% del diagnóstico.

La anamnesis debe ser amplia y recalcar todos los antecedentes del paciente, en especial si ha tenido algún traumatismo que haya ameritado osteosíntesis o reemplazo ortopédico, así como tiempo de evolución y uso de fármacos.

Estudios complementarios

Tenemos los exámenes de laboratorio y microbiología.
El que a menudo se solicita es la biometría hemática donde encontramos

elevación de leucocitos en una 60%, además se solicitará velocidad de Eritrosedimentación y la proteína C reactiva la cual para Rojas aumenta a las 8 horas del inicio del cuadro, alcanza su máximo valor a los 2 días y se normaliza a la semana de haber iniciado el tratamiento; importante para el seguimiento y para determinar complicaciones. (2018, p. 57)

La persistencia de VES y PCR elevada es sugestivo de necesidad de drenaje quirúrgico por fallo en el tratamiento médico. (Rojas, 2018 p.57)

En la práctica médica el mejor examen que podemos utilizar es el cultivo de la secreción, pero muchas de las veces no se lo puede obtener además del tiempo en obtener resultados.

Otro tipo de exámenes que debemos solicitar son los de imagen, entre ellos la radiografía, en donde además de cambios en la composición del hueso podemos encontrar signos indirectos de afectación de partes blandas y atenuación de líneas grasas del tejido muscular.

Para Rojas los cambios radiológicos son evidentes cuando ha ocurrido el 40% a 50% de la destrucción ósea. (2015, p. 350)

Según Álvarez las principales ventajas de la radiografía son alta disponibilidad, costo bajo y nos permite evaluar la evolución progresiva de las osteomielitis. Tiene 96% de efectividad. (2018, p. 98)

El ultrasonido es una técnica que se utiliza para identificación y drenaje de colecciones, ya que no se puede valorar directamente al hueso.

Su valor en la osteomielitis aguda es inversamente proporcional a la edad del paciente. (Rojas, 2018, p. 58)

En los niños se puede identificar inflamación, edema y colecciones.

En adultos el ultrasonido solamente puede detectar la implicación del tejido blando asociado, se puede realizar aspiración de colecciones.
Tiene una efectividad del 82%. (Álvarez, 2018, p. 98)

La tomografía axial computarizada demanda alta exposición a la radiación por lo que es poco útil en niños, en pacientes adultos se puede observar destrucción del hueso trabecular o cortical, el secuestro y esclerosis.

Su principal ventaja es ayudar a diferenciar entre cambios degenerativos del hueso e infección, según Álvarez tiene una efectividad del 93%. (2018, p. 98)

La tomografía con emisión de positrones, tiene una alta sensibilidad (100%) y especificidad (87.5%). Los últimos estudios concluyen que es un procedimiento conveniente, no invasivo, y altamente seguro, para el diagnóstico de osteomielitis crónica. (Rojas, 2015, p. 351)

La resonancia magnética, su principal ventaja es que no necesita radiación y tiene mayor poder resolutivo para identificar abscesos, afección de tejidos blandos y articulares.

Para Rojas es el procedimiento por imágenes de elección para osteomielitis vertebrales. (2015, p. 59)

Procedimiento sensible para la detección de la osteomielitis del tercer al quinto día posterior al inicio de la infección. La sensibilidad y especificidad para el diagnóstico de la osteomielitis es cercana al 90%.

Los estudios de medicina nuclear, entre estos encontramos la gammagrafía la cual se basa en la fijación de un radio fármaco que conserva o tiene aumentada la capacidad de destrucción del hueso.

Rojas nos advierte que a medicina nuclear puede detectar la osteomielitis de 10 a 14 días previo a los cambios visibles en las radiografías simples. (2018, p. 59)

Su principal ventaja es que no necesita anestésicos e indica la formación de hueso y su vascularidad. (Álvarez, 2018 p. 98)

Tratamiento
Una vez establecido el diagnóstico de osteomielitis, se debe iniciar terapia

antimicrobiana tomando en cuenta la edad y factores de riesgo asociados del paciente. (Pincay, 2020, p. 216)

Para Castro el uso de antibióticos de forma empírica se debe iniciar lo antes posible, no debemos esperar el resultado del cultivo. (2016, p. 342)

El tratamiento de esta patología puede tener dos opciones la farmacológica y quirúrgica.

El tratamiento rutinario hasta la obtención del cultivo se basa principalmente en el uso de betalactamicos y cefalosporinas de segunda y tercera generación y glucopeptidos como alternativa para pacientes con alergia a betalactamicos. (Castro, 2016, p. 341)

Para Vates el uso de Dalbavancina en pacientes con osteomielitis causa por SAMR ha demostrado CMI en tejido óseo superiores a las dos semanas, por ello su uso parece ser una opción comprometedora para el tratamiento de infecciones en hueso. (2018, p. 453)

El tratamiento quirúrgico está ligado según Álvarez a la fase de la enfermedad, sin embargo es indicación quirúrgica el hallazgo de abscesos, osteomielitis localizada, y que el paciente no demuestre mejoría después de 24 horas iniciado el antibiótico. (2018, p. 99)

Durante la fase crónica de esta enfermedad la cirugía es el tratamiento fundamental ya que el cirujano debe retirar el tejido necrótico y en muchas ocasiones reemplazarlo por un tejido revascularizado y duradero, además de brindar cobertura al tejido blando dañado, se puede realizar injertos de hueso o cemento óseo, además de injertos de piel en los casos necesarios.

Según Álvarez otra alternativa es utilizar aspiración al vacío con presión negativa que ayuda al tejido a granular y cicatrizar. (2018, p. 99)

Complicaciones
Entre las principales tenemos:

-Infección a distancia: esto sucede en casos agudos y es vía hematógena por gérmenes muy agresivos, los principales órganos afectados son los pulmones y el pericardio.

-Artritis séptica: principalmente en las articulaciones como hombro, cadera, tibia distal y radio proximal.

-Fractura patológica: causada por debilidad del tejido óseo, esta complicación se ve principalmente en la parte proximal del fémur. Otra complicación es la afectación de la placa de crecimiento y el aparecimiento de tumores. (Álvarez, 2018, p. 100)

1.Pincay, E. (2020). Osteomielitis aguda: manifestaciones clínicas, diagnóstico y tratamiento. Recimundo Revista Científica Mundo de la Investigación y Conocimiento, 4 (1). Recuperado desde: http://recimundo.com/index.php/es/article/view/796.

2.Rojas, M. (2015). Osteomielitis agudas características clínicas, radiológicas y de laboratorio. Revista médica de costa rica y centroamerica, 72 (615). Recuperado desde: https://www.medigraphic.com/pdfs/revmedcoscen/rmc-2015/rmc152v.pdf.

3.Castro, C. (2016). Práctica sobre osteomielitis. Revista médica de costa rica y centroamerica. 73 (619). Recuperado desde: https://www.medigraphic.com/cgi-bin/new/resumen.cgi?IDARTICULO=67489.

4.Rojas, M. (2018). Osteomielitis Aguda: Características Clínicas, Radiológicas y de Laboratorio. Medicina Legal de Costa Rica, 35(2). Recuperado desde: http://www.scielo.sa.cr/scielo.php?script=sci_arttext&pid=S1409-00152018000200054&lng=en&tlng=es.

5.Vates, R. (2018). Experiencia clínica sobre un caso de osteomielitis tratado con dalbavancina. Revista española de quimioterapia: publicación oficial de la Sociedad Española de Quimioterapia, 31(5). Recuperado desde: https://www.ncbi.nlm.nih.gov/pmc/articles/PMC6194864/.

6.Álvarez, A. (2018). Osteomielitis: enfoque actual. Revista Archivo Médico de Camagüey, 22(1). Recuperado desde: http://scielo.sld.cu/scielo.php?script=sci_arttext&pid=S1025-02552018000100013&lng=es&tlng=es.

7.Bahamonde, S. (2018). Osteomielitis: correlación de hallazgos. Radiológicos para un adecuado diagnóstico precoz. Sociedad Española de Radiología Médica. Recuperado desde: https://piper.espacio-seram.com/index.php/seram/article/view/312.

CAPÍTULO 16

Andrea Patricia Villegas Polanco
Síndrome Compartimental

Introducción

El síndrome compartimental es una patología muy común en el ámbito traumatológico, se han hecho varias revisiones y constantemente se encuentra en actualización, sin embargo, su etiología y fisiopatología no se encuentra del todo clara. A lo largo del tiempo se han implementado técnicas de abordaje para esta patología mostrando una remisión casi total. Se ha observado mayor prevalencia en población joven, laboralmente activos y de sexo masculino que han presentado fracturas cerradas, con mayor frecuencia en miembro inferior en comparación a miembro superior.

Historia

En los antecedentes que conciernen a esta patología, observamos que el descubrimiento de la misma es atribuido a Richard Von Volkmann en el año de 1881, sin embargo, existe evidencia de que fue estudiado mucho antes por Hamilton en el año 1850, perdiéndose sus artículos e información en el tiempo. (Mubarak, 1981; Grifin 1981). Posteriormente Mc-Queen, et al., realizaron un estudio que marcó prevalencias de aquella época, y posibles etiologías de la patología. (Falcon, et al, 2009). Más adelante, John Murphy, demostró que la fasciotomía es la técnica con mayor impacto y efectividad sobre esta condición.

En 1962 Ashton determinó que con una presión entre 55 y 64 mmHg en el espacio intracompartimental se producía un cese completo de la circulación tisular, por ende, en la actualidad, varios autores, han demostrado que la presión intracompartimental normal se mantenga entre 0 a 8 mmHg, siendo mayor a 20 mmHg un valor crítico para el inicio de esta patología. (Ashtonin, et al, 1975).

Definición

Dentro de la definición encontramos que este síndrome es una condición que se debe a un aumento de la presión dentro de un compartimento osteofascial anatómico, que llega a reducir parcial o incluso totalmente la circulación y la perfusión sanguínea, comprometiendo la integridad todos los tejidos contenidos en dicho compartimento, ya que produciría anoxia en las células, isquemia a nivel muscular, e incluso puede llevar a la muerte si no hay un reconocimiento precoz.

Etiología

Las causas del síndrome compartimental se las puede mencionar en dos grandes grupos basados en la teoría de Matsen en 1973, que se detallan en la siguiente tabla: (Arroyo, Solano, Rojas, 2018).

ETIOLOGIA DEL SINDROME COMPARTIMENTAL	
Aumento del contenido del Compartimento	**Disminución del tamaño del compartimento**
Hemorragia.	Cierre quirúrgico de defectos de fascia.
Aumento de la permeabilidad capilar (edema post isquémico, ejercicio exagerado, trauma de tejidos blandos, lesión por aplastamiento).	Vendaje tenso.
Quemaduras eléctricas.	Presión externa.
Adicciones a drogas intraarteriales o endovenosas.	Uso prolongado del torniquete
Aumento de la presión capilar (obstrucción venosa, ejercicio intenso).	Posición durante cirugía.
Hipertrofia muscular.	Pantalones antishock.
Síndrome nefrótico.	Escara por quemadura.
Iatrogenia (Infiltrado por extravasación de sueros).	
Rabdomiólisis.	

Fuente propia del autor

Fisiopatología

La fisiopatología se relaciona con la acumulación de líquido en el espacio intra o extracelular, esto conlleva a un aumento de la presión intracompartimental, posterior se desarrolla una isquemia muscular que pasadas las 6 a 8 horas se puede volver irreversible. (Arroyo, Solano, Rojas, 2018). En el siguiente esquema se describen los procesos fisiopatológicos presentes en el síndrome compartimental.

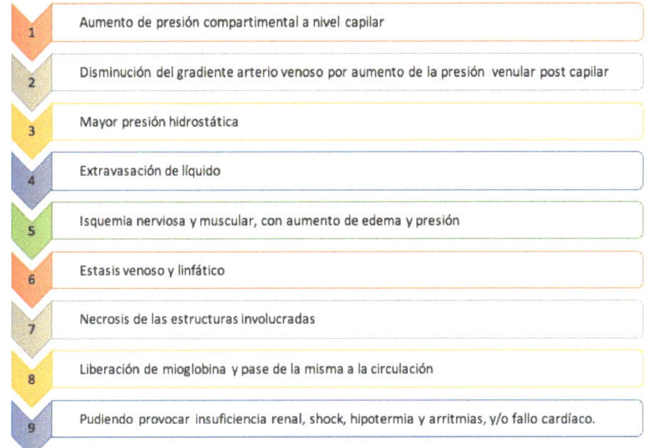

Fuente propia del autor

Diagnóstico

El diagnóstico del síndrome compartimental debe ser de forma precoz, ya que del reconocimiento de los signos y síntomas depende la evolución y gravedad del cuadro.

Básicamente el diagnóstico de esta patología se compone de tres bases: clínica, exploración física y medición de la presión intracompartimental.

1.**Cuadro clínico:** a continuación, se describen los signos y síntomas que se toman en cuenta para el diagnóstico del síndrome compartimental:

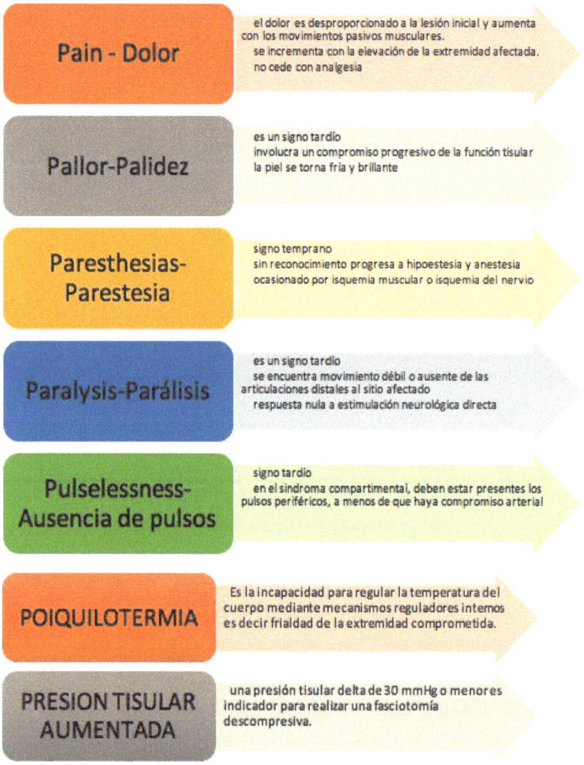

Pain - Dolor

el dolor es desproporcionado a la lesión inicial y aumenta con los movimientos pasivos musculares.
se incrementa con la elevación de la extremidad afectada.
no cede con analgesia

Pallor-Palidez

es un signo tardio
involucra un compromiso progresivo de la función tisular
la piel se torna fría y brillante

Paresthesias-Parestesia

signo temprano
sin reconocimiento progresa a hipoestesia y anestesia
ocasionado por isquemia muscular o isquemia del nervio

Paralysis-Parálisis

es un signo tardio
se encuentra movimiento débil o ausente de las articulaciones distales al sitio afectado
respuesta nula a estimulación neurológica directa

Pulselessness-Ausencia de pulsos

signo tardio
en el sindroma compartimental, deben estar presentes los pulsos periféricos, a menos de que haya compromiso arterial

POIQUILOTERMIA

Es la incapacidad para regular la temperatura del cuerpo mediante mecanismos reguladores internos es decir frialdad de la extremidad comprometida.

PRESION TISULAR AUMENTADA

una presión tisular delta de 30 mmHg o menores indicador para realizar una fasciotomía descompresiva.

Fuente propia del autor

1.Exploración física: se debe observar detalladamente los signos, síntomas y antecedentes que presenta el paciente a evaluar.
2.Medición de la presión intracompartimental: la presión normal de un compartimento tisular es de 0 a 8 mmHg, el dolor puede desarrollarse a medida que las presiones tisulares superen los 20 mmHg. La gravedad de la presión se determina por la aproximación de la presión tisular medible y la presión sistémica diastólica del individuo en cuestión. Se ha determinado una presión tisular delta para la aplicación de terapia descompresiva, se la obtiene mediante la resta de la presión diastólica con la presión intracompartimental. Varios autores determinan que una presión tisular delta de 30 mmHg o menor es indicador para realizar una fasciotomía descompresiva. (Recomendación I-A) (UptoDate, 2019).
3.Estudios Complementarios: hasta el momento no se ha demostrado utilidad de estudios complementarios como la resonancia magnética, sin embargo, se espera que en un futuro sean parte del diagnostico precoz para esta patología. (Shadgan, 2010)

Tratamiento

El síndrome compartimental se considera una urgencia traumatológica por lo que un tratamiento precoz puede evitar complicaciones fatales a futuro. La primera premisa para el tratamiento es el dominio del tema y la vasta experiencia del galeno para identificar los signos y síntomas de esta patología.

El primer paso es aliviar toda la presión externa del compartimento retirando yesos, apósitos, vendas, entre otros materiales que puedan estar causando compresión tisular. No se debe elevar la extremidad ni colocar en una posición específica. (Recomendación I-A) (UptoDate, 2019)

Segundo, se debe proporcionar la medicación analgésica y opioide necesaria para aliviar el dolor del paciente. También se debe administrar al paciente una cantidad de oxígeno. Si el paciente presenta hipotensión se debe administrar un bolo de solución salina para reestablecer la misma. (Recomendación I-A) (UptoDate, 2019)

Tercero, la fasciotomía es la técnica quirúrgica más eficaz para aliviar la tensión por medio de la descompresión de los tejidos. Es una medida fundamental que consiste en abrir ampliamente el músculo. (Recomendación I-A) (UptoDate, 2019)

Manejo según las fases evolutivas
- Fase I (aguda): antes de cumplirse 8 horas de compartimentalización. Se realiza una fasciotomía amplia.
- Fase II (secuelar temprana): después de las 8 horas de compartimentalización, se descomprimen los nervios.
- Fase III (secuelar tardía): se transfieren tendones en casos específicos.

Complicaciones
Si no se realiza el tratamiento precoz, el síndrome compartimental, puede desembocar en varias complicaciones que afectan tanto física como psicológicamente al paciente, entre ellas tenemos:

- Necrosis de tejidos blandos, músculos y nervios del compartimento afectado desarrollando la conocida contractura de Volkmann, la misma que se produce por una isquemia prolongada. Posteriormente, se puede desarrollar una fibrosis del sitio isquémico.
- Rabdomiólisis por destrucción de miocitos, ya que la compartimentalización es un proceso de liberación de toxinas que al destruir la célula muscular libera mioglobina, la misma que al incluirse en la circulación sistémica puede producir falla multiorgánica y muerte.
- Amputación del miembro afectado: en caso de que el síndrome compartimental sea irreversible, se tendrá que amputar el miembro afectado para que la isquemia no progrese. Por eso es muy importante reconocer a tiempo y primar el tratamiento que amerite el caso.

Recomendación: el éxito en el tratamiento del síndrome compartimental prima en el reconocimiento precoz y acertado del galeno, ya sea este médico general, especialista o sub especialista.

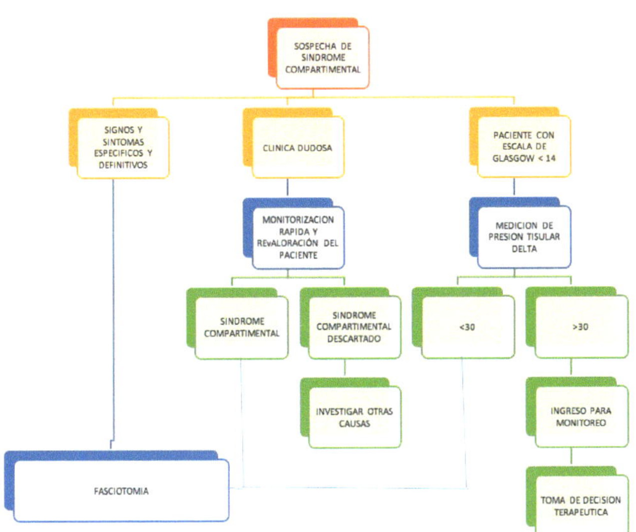

SOSPECHA DE SINDROME COMPARTIMENTAL
SIGNOS Y SINTOMAS ESPECIFICOS Y DEFINITIVOS
CLINICA DUDOSA
PACIENTE CON ESCALA DE GLASGOW < 14
MONITORIZACION RAPIDA Y REVALORACIÓN DEL PACIENTE
MEDICION DE PRESION TISULAR DELTA
SINDROME COMPARTIMENTAL
SINDROME COMPARTIMENTAL DESCARTADO
<30
>30
INVESTIGAR OTRAS CAUSAS
INGRESO PARA MONITOREO
FASCIOTOMIA
TOMA DE DECISION TERAPEUTICA

1.Matsen FA 3rd, Krugmire RB Jr. Compartmental syndromes. Surg Gynecol Obstet 1978; 147:943.

2.A.H. Schmidt, Acute compartment syndrome, Injury (2017), http://dx.doi.org/10.1016/j.injury.2017.04.024

3.Arroyo López, A. P., Solano Múñoz, H., & Rojas Murillo, V. M. (2018). Síndrome compartimental, generalidades, consenso diagnóstico y técnica quirúrgica. Revista Clínica Escuela de Medicina UCR-HSJD, 8(2), 11-24. https://doi.org/10.15517/rc_ucr-hsjd.v8i2.33023

4.Badge, R., Sigamoney, K., Khincha, P., & Shah, N. (2015). Compartment syndrome: challenges and solutions. Orthopedic Research and Reviews, 7, 137-148. https://doi.org/10.2147/orr.s50776

5.Schmidt, A. H. (2017). Acute compartment syndrome. Injury, 48, S22-S25. https://doi.org/10.1016/j.injury.2017.04.024

6.Giai Via, A. (2015). Acute compartment syndrome. Muscles, Ligaments and Tendons Journal, 5, 18-22. https://doi.org/10.11138/mltj/2015.5.1.018

7.Donaldson, J., Haddad, B., & Khan, W. S. (2014). The Pathophysiology, Diagnosis and Current Management of Acute Compartment Syndrome. The Open Orthopaedics Journal, 8(1), 185-193. https://doi.org/10.2174/1874325001408010185

8.Raza, H., & Mahapatra, A. (2015). Acute Compartment Syndrome in Orthopedics: Causes, Diagnosis, and Management. Advances in Orthopedics, 2015, 1-8. https://doi.org/10.1155/2015/543412

9.Mauffrey, C., Hak, D. J., & Martin, M. P. (2019). Compartment Syndrome [Libro electrónico]. Springer Publishing. https://doi.org/10.1007/978-3-030-22331-1_12

10.Papachristos, I. V., & Giannoudis, P. V. (2018). Acute compartment syndrome of the extremities: an update. Orthopaedics and Trauma, 32(4), 223-228. https://doi.org/10.1016/j.mporth.2018.05.005

11.Mubarak SJ. Lower Extremity Compartment Syndromes: Treatment. En: Mubarak SJ, Hargens AR. Compartment Syndromes and Volkmann´s Contracture. Philadelphia. WB Saunders. 1981;147-65. 2.

12.Garfin SR. Historical Review. En: Mubarak SJ, Hargens AR. Compartment Syndromes and Volkmann´s Contracture. Philadelphia.WB Saunders. 1981; 6-16.

13.Chung, K. C., Yoneda, H., & Modrall, G. (2020, 20 marzo). Pathophysiology-classification-and-causes-of-acute-extremity-compartment-syndrome. UptoDate. https://www.uptodate.com/contents/pathophysiology-classification-and-causes-of-acute-extremity-compartment-syndrome?search=s%C3%ADndrome%20compartimental&source=search_result&selectedTitle=2~150&usage_type=default&display_rank=2

14.Chung, K. C., & Yoneda, H. (2020, 11 junio). Upper extremity fasciotomy techniques. UptoDate. https://www.uptodate.com/contents/upper-extremity-fasciotomy-techniques?search=fasciotom%C3%ADa&source=search_result&selectedTitle=3~65&usage_type=default&display_rank=3

15.Stracciolini, A., & Hammerberg, M. (2019, 9 julio). Acute compartment syndrome of the extremities. UptoDate. https://www.uptodate.com/contents/acute-compartment-syndrome-of-the-extremities?search=s%C3%ADndrome%20compartimental&source=search_result&selectedTitle=1~150&usage_type=default&display_rank=1

16.Falcón González, J.C.; Navarro García, R.; Ruiz Caballero, J.A.; Jiménez Díaz, J.F.; Brito Ojeda, E. Fisiopatología, Etiología y Tratamiento del Síndrome Compartimental (revisión). Canarias Médica y Quirúrgica. VOL 7, NUMERO 20. Pág 14-18. 2009.

17.Shadgan, B., Menon, M., Sanders, D., Berry, G., Martin, C., Jr, Duffy, P., Stephen, D., & O'Brien, P. J. (2010). Current thinking about acute compartment syndrome of the lower extremity. Canadian journal of surgery. Journal canadien de chirurgie, 53(5), 329–334.

CAPÍTULO 17

Sebastián Patricio Vásquez Barzallo
Terapia del Dolor

Introducción
Generalidades

Según el pensamiento aristotélico, el dolor es considerado como una forma de las emociones más profundas conocidas por el hombre. Este dolor es aquella que afecta en lo más íntimo al individuo (Bustos Dominguez, R. 2000).

El dolor en general es uno de los síntomas que más aquejan a toda población. Tienen implicación a nivel personal como profesional, afectando a la calidad de vida, al desempeño laboral, los ingresos económicos, y estructura familiar. Esta condición guarda relación con las siguientes características del dolor: severidad de la injuria, antecedentes álgicos, tolerancia del paciente, cronicidad de la lesión.

Figura 1: Esquema fisiológico y sociocultural del dolor:

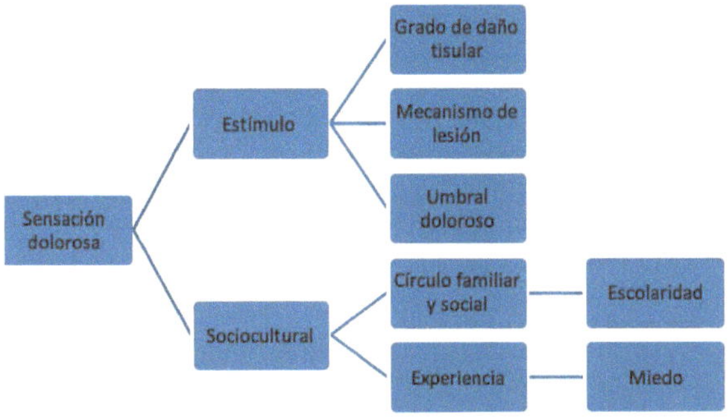

Fuente: (León, X. Santa-Cruz, J. Martínez, S. Ibatá, L. 2019)

El dolor se puede definir como una sensación desagradable que puede variar en temporalidad (Agudo o Crónico). Es de carácter subjetivo por lo que nosotros como facultativos debemos basarnos en la interpretación del paciente. El manejo de este síntoma varía según su tipo. Por ejemplo, el dolor neuropático tendrá mejor respuesta a medicación anticonvulsiva; versus el el dolor reumático que mejora con antiinflamatorios no esteroideos (Finkel, R. Clark, M. Cubeddu, L. 2009).

La farmacoterapia para el dolor abarca una gran variedad de grupos farmacológicos, muchos de ellos utilizados en ortopedia. Cada tratamiento está influenciado por diferentes componentes del individuo, tales como sus características genómicas, respuesta metabólica al medicamento, e incluso el género. Existe mayor prevalencia de patología osteomuscular crónica en el sexo femenino en relación con el masculino. No obstante, estos últimos son quienes utilizan mayor medicación, tanto en cantidad como en potencia farmacológica (Villanueva, C. Lara, E. 2010).

En el Ecuador, en el último censo generado por el Instituto Nacional de Estadísitica y Censo 2016 (INEC) se describieron aproximadamente 14.729 egresos hospitalarios de enfermedades agrupadas dentro de patologías del sistema osteomuscular y del tejido conectivo. Todos ellos con una estancia hospitalaria de aproximadamente 5 días. Los grupos etarios más afectados superan los 20 años de edad (INEC, 2016).

En este capítulo se revisará el manejo del dolor tanto agudo como crónico. Se describirá las características farmacológicas, junto con sus efectos terapéuticos, reacciones adversas y posibles complicaciones.

Anatomofisiología
Recordemos conceptos básicos de la anatomía somatosensorial. Nuestro cuerpo consta de diferentes receptores quienes envían diferentes estímulos al sistema nervioso central.

Existen diferentes mecanismos que influyen en la actividad dolorosa. 1) Cognitivo: la sensación álgica no se puede ignorar con facilidad; sin embargo, se sabe que, si el individuo coloca su atención, la actividad de zonas como el tálamo, corteza somatosensorial, ínsula y cíngulo anterior se reduce. 2) Vías nerviosas: debemos recordar que el dolor viaja desde el área afectada hasta el sistema nervioso central (SNC) a través del tracto espinotalámico. Junto con ello, se da la liberación de neurotransmisores quienes llevan dicho estímulo. 3) Efecto placebo: toda terapéutica instaurada en un paciente tiene cierto grado de efecto placebo, mejor interpretado como un resultado sin tener evidencia científica probada. Esta consecuencia puede ser placebo (palabra derivada el latín: placer) o tener un fin nocivo (Villanueva, C. Lara, E. 2010).

Figura 2: Descripción anatomofisiológica del Eje Espinotalámico

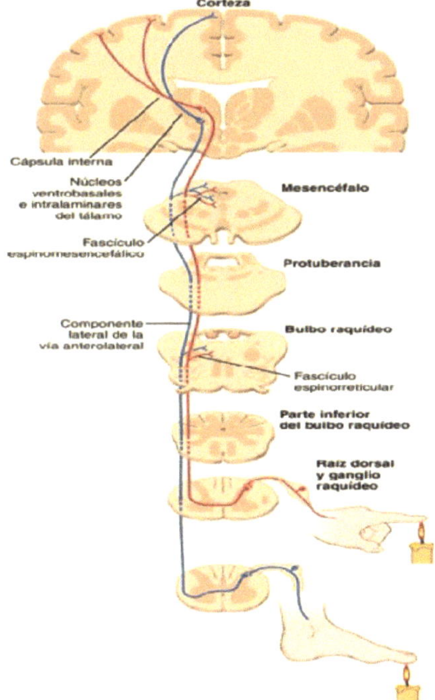

Fuente: (Extraído de: Hall, J. 2016)

TABLA: RECEPTORES DEL SISTEMA NERVIOSO	
RECEPTORES DEL SISTEMA NERVIOSO	**MECANISMOS**
MECANORECEPTORES	Se estimulan por mecanismos de presión sobre los tejidos (piel)
TERMORECEPTORES	Responden a los cambios de temperatura
RECEPTORES POLIMODALES	Se activan por diferentes tipos de estímulos (nociceptivos, térmicos, químicos y mecánicos)

Fuente: (Esteve, N. Sansaloni, C. Verd, M. Ribera, H. Mora, C. 2017).

Manejo del dolor agudo

El dolor agudo se caracteriza por ser de inicio rápido, transitorio, y de duración relativamente corta. Es un síntoma es difícil su valoración por el facultativo, por lo cual se crearon diferentes escalas para su control y cuantificación, entre ellas la más usada es la Escala Visual Análoga (EVA) para poder dar un valor cuantificable y lograr un tratamiento adecuado. Con ello podemos disminuir el riesgo de morbilidad de los pacientes, así como los costos y días de estancia hospitalaria (García, P. et al. 2018).

TABLA: ESCALA VISUAL ANÁLOGA DEL DOLOR										
SIN DOLOR	**DOLOR LEVE**			**DOLOR MODERADO**			**DOLOR SEVERO**			**DOLOR MÁXIMO**
0	1	2	3	4	5	6	7	8	9	10

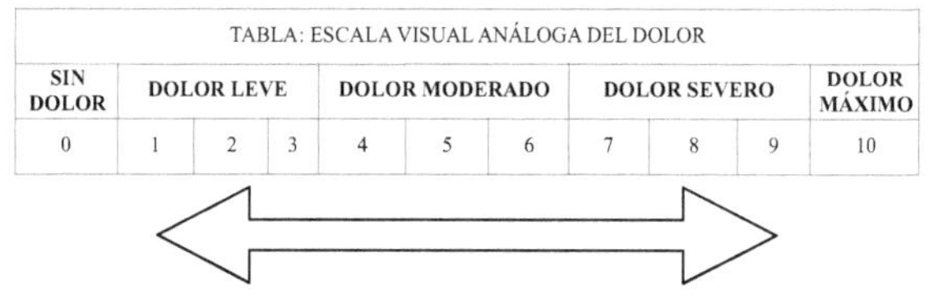

Fuente: (García, P. et al. 2018)

Dolor según la OMS

La Organización Mundial de la Salud (OMS) creó una escalera analgésica para administrar el tratamiento adecuado según la Escala Visual Análoga. Se dividió a la severidad del dolor en tres grupos (León, X. Santa-Cruz, J. Martínez, S. Ibatá, L. 2019):

a)Dolor leve: 1-3
b)Dolor moderado: 4-6
c)Dolor severo: 7-10

Con esto se logrará escalar la terapia analgésica adecuadamente. En pacientes que presenten dolor leve se recomienda usar AINEs, derivados de los salicilatos y aminoferoles realizando ciclos cortos de tratamiento. Siempre valorando el grado de tolerancia del paciente, junto con sus comorbilidades de base y la efectividad terapéutica para la condición que se esté tratando (León, M. Santa-Cruz, J. et al. 2019). En caso de presentar dolor moderado (de 4-6), se recomienda subir al segundo escalón analgésico, en el cual se utiliza opioides leves tales como Tramadol, Codeína, o Dihidrocodeína. Finalmente, si el dolor es de intensidad severa, se recomienda usar opioides fuertes (León, X. Santa-Cruz, J. Martínez, S. Ibatá, L. 2019):

Los antiinflamatorios no esteroideos, junto al paracetamol, se clasifican en inhibidores de la COX 1 y COX 2 (enzimas de la vía de la Ciclooxigenasa). En general, su mecanismo de acción se basa en el bloqueo de la excitación de dichas enzimas productoras de prostaglandinas. Vale la pena recalcar las acciones del enzima guardián (Finkel, R. et al. 2009):
  d)Citoprotección gástrica
  e)Ajuste de la función renal
  f)Control sobre la Agregación plaquetaria
  g)Control de la homeostasis vascular

Los opioides son la elección adecuada cuando el dolor no sea de fácil control, o cuando su intensidad es de moderada a severa. Los medicamentos opioides son derivados de la planta del opio (conocida como Adormidera o Papaver Somniferum) (Navas, M. Téllez, A. Rojas, D. Calderón, C. 2015).

Éstos actúan sobre los receptores μ, κ, y δ, simulando los efectos de neurotransmisores, tales como dinorfinas, endorfinas, y encefalinas. La mayor parte del efecto analgésico de los opioides está mediada por la familia de los receptores μ (Finkel, R. et al. 2009).

Podemos categorizar a este grupo de fármacos en cuatro subdivisiones: los agonistas potentes (ej. Morfina, fentanilo), agonistas moderados (ej. Codeína), agonistas mixtos (ej. Buprenorfina)., y otros analgésicos (ej. Tramadol). Se describen las características de cada uno en la tabla anexa (Finkel, R. et al. 2009).

Dolor preoperatorio

El control preoperatorio se define como la aplicación de medicamentos que actúan bloqueando la nocicepción periférica y central, previo a cualquier procedimiento quirúrgico. Por varias ocasiones, diferentes autores se han planteado la posibilidad de modificar tanto la morbi-mortalidad con respecto al inicio del control del dolor. Desde el siglo anterior se describe que sí efectivamente existía una disminución de la mortalidad en pacientes quienes utilizan medicación prequirúrgica. De igual manera el control postquirúrgico se lograba con mayor facilidad (Carballosa, U. Aguilar, G. Pacheco, C. Figueroa, L. 2018).

El uso prequirúrgico de los antiinflamatorios no esteroideos (AINEs) fue el más frecuente según la revisión de Carballosa, et al. Ya conociendo que existe un mecanismo de acción similar dentro de las familias de los AINEs, las vías de administración si se modifican con la finalidad de aumentar la biodisponibilidad del fármaco elegido (Carballosa, U. Aguilar, G. Pacheco, C. Figueroa, L. 2018).

Dolor postquirúrgico

El dolor postquirúrgico debe ser considerado como cualquier patología o lesión para realizar su manejo adecuado. Éste, a pesar de continuar siendo un síntoma, es decir una sensación subjetiva del paciente, y siendo el de mayor prevalencia en el manejo ortopédico, según García, P. et al, se evidenció que se hallaba mal controlado. Entre aproximadamente el 50-70% de individuos refirieron presentar dolor moderado-severo al usar únicamente antiinflamarios no esteroideos (AINEs) como monoterapia. Dentro de la valoración de pacientes postoperatorios del servicio de traumatología, el dolor se presentó de intensidad severa (7-10 EVA) en un 16.0%, moderado (4-6 EVA) en 7% y leve (1-3) en 0% En el manejo de dichos pacientes se estudió las diferentes modalidades y la prevalencia de su uso (García, P. González, S. et al. 2018):

a)Antiinflamatorios no esteroideos: indicando de uno a tres medicamentos pertenecientes a la misma familia.
b)Antiinflamatorios no esteroideos combinados con opioides: menor uso del segundo grupo por desconocimiento del facultativo.

Se concluyó que, en efecto, los AINEs al ser la primera línea de manejo, era necesario complementarlos con una terapia multimodal con otras técnicas analgésicas (opioides) (García, P. Gonzáles, S. et al. 2018).

El acetaminofén, si bien, actúa a nivel central disminuyendo la sensibilidad de los endógenos pirógenos, no es un medicamento ponte. Se recomienda su uso como primera línea para diferentes patologías. Su potencial riesgo es su efecto hepatotóxico causado por su metabolismo. A pesar de saber que su dosis máxima es de 4 gramos, se recomienda no sobrepasar los 2,5 gramos. Los AINEs no selectivos, tienen mejor efecto analgésico y antiinflamatorio, presentan una gran prevalencia de lesiones gástricas (aproximadamente en el 40% de pacientes). Para su uso se recomienda evitar las combinaciones entre miembros de la misma familia. En caso de usar antiinflamatorios no selectivos, usar medicamentos protectores gástricos, tales como el omeprazol y sus derivados (García, J. 2017).

Gracias a los esfuerzos para evitar esta complicación evidente por el uso de AINEs COX no selectivos, se crearon los antiinflamatorios COX2 selectivos. Debido a que la enzima COX2 se expresa principalmente en el cerebro, riñones y tejido óseo, no se ve afectada la citoprotección gástrica brindada por la enzima COX1.

TABLA 1: ANTIINFLAMATORIOS NO ESTEROIDES Y SUS CARACTERÍSTICAS

FÁRMACO	FAMILIA	MECANISMO DE ACCIÓN	DOSIS	VÍA DE ADMINSITRACIÓN	RAMS
Ácido acetil salicílico	Salicilatos	Inihibor de la COX no selectivo mediante acetilación lo que reduce la formación de los precursores de las prostaglandinas	325-650 mg; 300-600 mg (no más de 10 días)	Oral; Rectal	Angioedema; broncoespasmo; hepatotoxicidad; inhibición de agregación plaquetaria; rash y urticaria
Paracetamol	Aminoferoles	Activa la vía descendente serotoninérgica del SNC; interacciona con los nociceptores del asta medular posterior; disminuye la sensibilidad a los pirógenos endógenos en el SNC	500- 1000 mg (suspensión oral 160mg/5ml)	Oral; intravenoso	Angioedema, rash, Síndrome de Stevens-Johnson, hepatotoxicidad
Ibuprofeno	Derivados del Ác. Propiónico		400-600 mg (200 mg/5ml; 100 mg/5 ml)	Oral	Náusea, rash, vómito, cefalea
Naproxeno	Derivados del Ác. Propiónico		375-500 mg (suspención oral 25 mg/ml)	Oral, tópico	Dolor abdominal, constipación, náusea, sangrado digestivo, diarrea
Diclofenaco	Drivado del Ác. Heteroarilacético	Inhibidor de la COX no selectivo reduciendo la formación de prostaglandinas	50-75-100 mg	Oral, intravenoso, tópico	Dolor abdominal, constipación, náusea, sangrado digestivo, diarrea, nefrotoxicidad, hepatotoxicidad
Ketorolaco	Drivado del Ác. Heteroarilacético		10-30-60 mg	Oral, intravenoso	Cefalea, dolor abdominal, náusea, constipación, diarrea
Piroxicam	Derivados del Oxicam		10-20 mg	Oral	Edema, anorexia, flatulencia, vómito, rash, náusea
Meloxicam	Derivados del Oxicam		7.5-15 mg	Oral	Cefalea, dolor abdominal, náusea, constipación, diarrea
Celecoxib	COXIB	Inihibor selecitivo de la COX-2	100-200-400	Oral	Cefalea, hipertensión arterial, dispepsia, diarrea, dolor abdominal, náusea
Ketoprofeno	Derivados del Ác. Propiónico	Inhibidor de la COX no selectivo reduciendo la formación de prostaglandinas	30 mg	Parche transdérmico	No administrar en pacientes con falla hepática o renal grave

Fuente: (Finkel, R. et al. 2009).

Para el manejo del dolor moderado que no responda a la terapia inicial con antiinflamatorios, se suman los agonistas parciales junto con el tramadol. Es importante tener en cuenta que siempre que se considere su aplicación, se debe educar al paciente de manera adecuada, informando los efectos deseados, efectos secundarios y las reacciones adversas que se pueden presentar. Es preferible no utilizar medicación opioide transdérmica en pacientes que presentes dolor agudo. Esto se debe al tiempo de depuración de alguno de éstos (Finkel, R. et al. 2009).

En caso de no lograr control adecuado con la terapia unimodal con antiinflamatorios, se recomienda sumar un opioide de acción leve con acetaminofen o un AINE no gastrolesivo (ej. Tramadol + paracetamol 37,5/325 mg.). Revisar el dosaje de los medicamentos en la tabla.

TABLA 2: OPIOIDES Y SUS DRIVADOS

FÁRMACO	GRUPO	MECANISMO DE ACCIÓN	DOSIS	VÍA DE ADMINISTRACIÓN	RAMS
Morfina	Agonista potente	Interacciona con receptores centrales opioides. Genera una hiperpolarización nerviosa	Agudo: 5-10 mg (parenteral) o 15-30 mg c/4h; Crónico: 15 mg c/8h-12h	Oral, rectal, intravenosa, subcutáneo	Cefalea, retención urinaria, vómito, astenia, náusea, constipación
Fentanilo			25-100 mcg/ dosis PRN; 1-2 mcg/kg/h	Oral, intravenoso, transdérmico	
Oxicodona			10-30 mg c/4-6h; 5-15 vo c/4-6h	Oral	
Codeína	Agonista moderado	Agonista moderado de los receptores mu	15-60 mg	Oral	Constipacoón, mareo, cefalea, malestar general, xerostomía
Buprenorfina	Agonista Parcial	Actúa sobre los receptores opioides	0.3 mg/ml c/6 h; 2- 8 mg; 5-10-20 mg (parche transdérmico)	Intravenoso, oral, parche transdérmico	Náusea, diaforesis, dolor abdominal, cefalea, constipación
Tramadol			Agudo: 50-100 mg c/4-6h; Crónico: 25 mg dosis inicial, luego 50 mg por 72 horas y continuar con 100 mg c/4-6 h	Intravenoso, oral	

Fuente: (Finkel, R. et al. 2009).

Manejo del dolor crónico

El dolor crónico se diferencia del agudo ya que tiene una duración mayor a tres meses. Aquí el componente psicológico del dolor tiene un rol más importante; se considera que esta problemática se dilata sobre la lesión tisular preexistente, y, se relaciona con la posibilidad de la reproducción de eventos dolorosos consecutivos. Es de gran importancia realizar un manejo adecuado de él, debido a que sus consecuencias repercuten en el estilo de vida del paciente, su familia, su actividad laborar y sus ingresos económicos.

Inicialmente el manejo del dolor crónico se lo puede realizar con fármacos opioides ya que su implementación está recomendada para el dolor oncológico y no oncológico, siempre y cuando se realice la valoración del paciente en su totalidad, con el fin de evitar el mal uso de ellos, sus efectos adversos y la posible adicción (García, J. 2017)

Dolor irruptivo

El dolor irruptivo es un aumento brusco del dolor, con EVA mayor o igual a 7 sobre 10, en relación con un dolor preexistente en un paciente. Este inicia de forma súbita y es transitorio. Por lo que general tiene una duración de aproximadamente 30 minutos (Diaz, M. Moya, G. 2017).

Dolor neuropático

El dolor neuropático es la consecuencia de una lesión previa que posteriormente afecta al sistema somatosensorial. Es frecuente dentro de la clasificación del dolor crónico (Lara-Solares, A. 2019). Este se puede clasificar en grandes grupos sujetos de enfermedades crónicas no transmisibles e infecciones virales de tipo ADN. No existe una línea farmacológica para su manejo único. Esta patología tiene diferente respuesta o a varios grupos farmacológicos como los anticonvulsivos, antidepresivos tricíclicos, e inhibidores de la recaptación de serotonina y noradrenalina (Lara-Solares, A. 2019). Cabe recalcar que es de gran importancia sumar, a nuestro esfuerzo con terapia farmacológica, una buena relación médico-paciente, explicando de manera adecuada y concreta el origen y evolución del malestar del paciente.

Dentro de los antidepresivos tricíclicos, el fármaco más utilizado   es la

Amitriptilina quien posee un efecto dual -antidepresivo y analgésico-independiente de cada uno. No es recomendable utilizarlo en pacientes de la tercera edad (Rey, R. 2011).

Asimismo, desde el año 2011 aproximadamente se presentó un nuevo fármaco con un mecanismo de acción similar al tramadol muy útil para el manejo de complicaciones neuropáticas, como aquellas de la diabetes mellitus. Tiene un pico de acción máximo de 3 a 6 horas y una distribución total en el cuerpo (Bueno, G. et al. 2018)

La presentación disponible en el Ecuador es la tableta de 50 mg; sin embargo, no se dispone en el Cuadro Básico de Medicamentos del Ecuador de su décima edición.

TABLA 3: ANTICONVULSIVOS

Fármaco	Familia	Mecanismo De Acción	Dosis	Vía De Adminsitración	RAMS
Carbamazepina	Antiepiléptico	Recude el transporte de glutamatos. Reduce el intercambio de noradrenalina y dopamina	200 mg a 1.2 gramos al día	Oral	Ataxia, mareo, fatiga, somnolencia
Gabapentina	Antiepiléptico	Análogo del GABA	D1: 300 mg QD; D2: 300 mg BID; D3: 300 mg TID	Oral	
Valproato	Antiepiléptico	Aumenta la inhibición del GABA, al igual que los canales de sodio y calcio	250 mg Bid	Oral	Cefalea, náusea, vómito, alopecia, astenia, somnolencia, rash
Pregabalina	Antiepiléptico	Su mecanismo de acción analgésico es poco conocido. Se sabe que tiene tropismo por una subunidad de los canales de calcio en el SNC, alterando la despolarización	Inicial: 50 mg TID Mantenimiento: 100 mg TID. No exceder los 300 mg/día	Oral	Mareo, somnolencia, ataxia, xerostomía, tremor, diplopía, cefalea, vértigo

Fuente: (Finkel, R. et al. 2009).

TABLA 4: ANTIDEPRESIVOS TRICÍCLICOS E INHIBIDORES DE LA RECAPTACIÓN DE SEROTONINA Y NORADRENALINA

Fármaco	Familia	Mecanismo De Acción	DOSIS	Vía De Adminsitración	RAMS
Amiptriptilina	Antidepresivo tricíclico	Anticolinérgico, e inhibe la recaptación de serotonina y noradrenalina	100 mg HS	Oral	No son frecuentes: ansiedad, visión borrosa, agitación, alopesia, constipación, xerostomía
Fluoxetina	IRSS	Inhibe la recaptación selectiva de serotonina y noradrenalina	20-40 mg QD	Oral	Insomnio, náusea, cefalea, diarrea, somnolencia, anorexia, tremor

Fuente: (Finkel, R. et al. 2009).

Vale la pena recordar que el uso conjunto entre opioides y antiepilépticos suele dar una gran variedad de interacciones y efectos adversos. Por lo que siempre se debe valorar el riesgo beneficio (MSP). Se ha descrito el uso de anestésicos locales para el manejo del dolor neuropático; sin embargo, se debe evitar efectos como el prurito local, sensación de quemazón y eritema en el sitio de acción.

El uso de cannabinoides para el manejo del dolor crónico general no ha presentado estudios que sustenten su uso dentro de los agentes de primera y segunda línea. Pueden ser utilizados como terapia coadyuvante (MSP, 2017). Otras terapias coadyuvantes han sido estudiadas por varias décadas. Dentro de estas encontramos al Núcleo CMP Forte (derivado de nucleótidos uridina y citidin). Éste ha demostrado presentar un efecto beneficioso al trabajar sobre las células de Schwann, logrando un efecto de remielinización (Martínez, T. s.f.). Es por ello que se ha recomendado su aplicación como terapia de apoyo al tratamiento inicial de patologías neuropáticas. El Núcleo CMP Forte se presenta en cápsulas, en dosis de 5mg/3mg, y en ampollas de polvo liofilizado de 10mg/6mg.

El bloqueo anestésico está influenciado por la región anatómica, el componente psicológico del paciente y las características farmacológicas. Las lesiones tisulares son capaces de desencadenar una activación compleja del sistema simpático.

El bloqueo troncular es una técnica de anestesia regional se ha visto que tiene eficacia variable dependiendo la causa de la lesión del paciente. Tiene un excelente control del dolor agudo; sin embargo, para el manejo del dolor crónico se debe asociar a otras terapéuticas globales. Se debe tener en cuenta que el objetivo es lograr analgesia prolongada (Haroutounian, S. 2018).

Uso de fármacos con presentación de parches transdérmicos:
Las presentaciones en parche y ungüentos tópicos de los Antiinflamatorios No Esteroideos, en especial del Ketoprofeno, Diclofenaco (sódico o potásico), son de gran ayuda para el control tanto del dolor agudo como crónico. Mejoran patologías como lumbalgias, alteraciones de la articulación de la rodilla, tendosinovitis, distenciones, entre otras (Fabbiani, S. Garafoni, F. Catencaccio, V. Speranza, N. 2018).

La buprenorfina, un derivado del grupo de los medicamentos opioides, es un agonista parcial que con su presentación en parche transdérmico ha superado la mayoría de los efectos adversos descritos para dicho grupo. Su uso está indicado para el manejo del dolor tanto agudo como crónico de moderada a gran intensidad (Tornejo, C. Herrera, J. Molá, O. Galván, J. 2012).

Situaciones especiales
El uso de medicación para el control de dolor debe ser manejada con criterio médico, y no se deben dejar de lado las comorbilidades de los pacientes para el manejo del dolor. Queda a consideración de cada facultativo. Sin embargo, existen consideraciones especiales que debemos tener en cuenta.

Hipertensión arterial
Como ya se conoce en las patologías cardiovasculares, la hipertensión se encuentra entre los primeros puestos. Se recomienda el uso de medicación que no altere la fórmula de la tensión arterial (TA = GC x FC). Existen medicamentos que aumentan la presión arterial como los derivados del oxicam.

Dentro de los AINEs se recomienda el uso de derivados del ácido propiónico, como el ibuprofeno, o medicamentos derivados de los salicilatos o aminoferoles. En cuanto al uso de fármacos opioides, el facultativo debe conocer los efectos sobre el miocardio. Se sabe que no existe depresión del músculo cardiaco, empero, puede presentarse vasodilatación vascular periférica, afectando al componente del gasto cardiaco. Por ello el criterio médico debe primar al momento de seleccionar una base terapéutica.

Insuficiencia renal
Al tener alteración de la funcionalidad renal, existe compromiso en la reabsorción de calcio a nivel renal, reduciendo la mineralización, crecimiento, y desarrollo óseo correcto, dando como consecuencia dolor. Es por ello por lo que debemos realizar la selección adecuada del medicamento, encontrando uno que no lleve mayor compromiso renal a dicho paciente.

Se puede utilizar cualquier medicamento que no tenga excreción renal o que sea mínima. En este caso no se recomienda el uso de derivados del Ácido Heteroarilacético.

Epilepsia
Se debe valorar la causa del dolor en pacientes con comorbilidades como epilepsia, asegurar un manejo adecuado por el especialista proporcionando una base terapéutica adecuada. Revisar las tablas de medicamentos para la selección adecuada para control del dolor.

Pacientes adultos mayores
En pacientes de la tercera edad se debe recordar que su fisiología se modifica. Además, debemos procurar evitar la polifarmacia (situación en la cual se administran más de 4 medicamentos en conjunto para diferentes patologías, o se genera efecto cascada). Siempre se debe tener en cuenta las comorbilidades para la selección de un medicamento. El tratamiento debe estar a cargo de un médico geriatra quien controle, delegue y converse con el grupo de especialistas para el óptimo control del dolor del paciente adulto mayor.

Se debe recordar que el mejor tratamiento farmacológico para todas las situaciones especiales es aquel que el facultativo conozca de mejor manera, tanto sus efectos terapéuticos, efectos secundarios, reacciones adversas y contraindicaciones.

1.Guamba, J. Herrera, R. Gallargo, S. Morales, E. Pazmiño, J. (2019). Manejo del dolor en el postoperatorio de cirugías articulares. Nuevos enfoques. Revista Cubana de Reumatología. 21(1). http://dx.doi.org/10.5281/zenodo.2555861

2.Villanueva, C. Lara. E. (2010). Analgésico en ortopedia. Medigraphic. Recuperado el 01 de julio de 2020. https://www.medigraphic.com/pdfs/ortope/or-2010/or102l.pdf

3.Esteve, N. Sansaloni, C. Verd, M. Ribera, H. Mora, C. (2017). Nuevos enfoques en el tratamiento del dolor agudo postoperatorio. Revista de Sociedad Española del Dolor. 24(3). DOI: 10.20986/resed.2017.3542/2016

4.Bermejo, D. Garcés, J. Quillupangui, S. (2019). Tratamiento del dolor postquirúrgico en el servicio de traumatología en un hospital de segundo nivel. Revista Latinoamericana de Hipertensión. 14(2). P.194-200. http://dspace.ucuenca.edu.ec/handle/12345678/34280

5.García, P. González, S. Soto, F. Brito, O. Cabello, R. López C. (2018). Dolor postoperatorio: frecuencia y caracterización del manejo. Revista Colombiana de Anetesiología. 46(2). 98-102. http://dx.doi.org/10.1097/CJ9.0000000000000019.

6.Noceda, J. Moret, C. Lauzirika, I. (2007). Tratamiento del dolor osteomuscular crónico. Elsevier. 39(1). p29-33. https://www.elsevier.es/es-revista-atencion-primaria-27-articulo-tratamiento-del-dolor-osteomuscular-cronico-13098276

7.García, J. (2017). Manejo básico del dolor agudo y crónico. Scielo. 29(1). p77-85. Recuperado el 06 de julio de 2020. http://www.scielo.org.mx/pdf/am/v29s1/2448-8771-am-29-00077.pdf

8.Tornejo, C. Herrera, J. Molá, O. Galván, J. (2012). Buprenorfina transdérmica (Feliben). Nueva opción terapéutica para pacietes con dolor. Revista Sociedad Española del Dolor. 19(6). P. 301-309. Recuperado el 07 de agosto de 20202, de http://scielo.isciii.es/pdf/dolor/v19n6/original3.pdf

9.Nava, M. Téllez, A. Rojas, D. Calderón, C. (2015). Usos terapéuticos potenciales de los antagonistas de los opioides: Fisiopatología y evidencia preclínica. Scielo. 44(3). p.322.358. http://dx.doi.org/10.15446/rcciquifa.v44n3.56284.

10.Civarrubias, A. Esques, H. Ferretiz, G. Pavón, R Suárez, I. Salinas, C.Valencia, Y. (2019). Reflexiones sobre el uso de opioides para el tratamiento del dolor crónico no-oncológico en México. Revista Mexicana de Anestesiología. 42(4). p. 312-314. Recuperado el 06 de juilio de 2020. https://www.medigraphic.com/pdfs/rma/cma-2019/cma194m.pdf

11.Escobar, Y. Biete, A. Camba, M. Gálvez, R. Mañas, A. Rodríguez, D. Tuca, A. (2013). Diagnóstico y tratamiento del dolor irruptivo oncológico: recomendaciones de consenso. Revista de la Sociedad Española del Dolor. 20(2). p.61-68. http://dx.doi.org/10.4321/S1134-80462013000200005

12.García, M. González, E. Antúnez, A. (2017). Manejo del dolor en Atención Primaria. Recuperado el 06 de julio de 2020. https://www.aepap.org/sites/default/files/377-393_manejo_del_dolor_en_ap.pdf

13.Ministerio de Salud Pública. Tratamiento del dolor oncológico en adultos. Guía de Práctica Clínica (GPC) Primera edición Quito: Dirección Nacional de Normatización; 2017. Disponible en: http://salud.gob.ec

14. Ministerio de Salud Pública. Dolor lumbar: Guía Práctica Clínica (GPC). Primera Edición. Quito: Dirección Nacional de Normatización; 2015. Disponible en: http://salud.gob.ec

15. Lara, A. Mayoral, V. Guillén, M. Salvador, J. Cantú, C. Genis, M. Nader, J. Hernández, H. Salado, M. De la Paz, J. Hernández, A. Flores, J. Leyva, A. Hernández, J. (2019). Consenso multidisciplinario de diagnóstico y tratamiento del olor neuropático y localizado en México. Gaceta Médica de México. 155(4). p. 428-453. doi: 10.24875/GMM.19005195.

16. Carrillo, J. Ruíz, S. Bracho, H. Jiménez, Y. Carrillo, R. Díaz, J. Carrillo, L. Anestesia regional de miembro superior en cirugía plástica reconstructiva. Revista Mexicana de Anestesiología. 40(1). p.38-46. Recuperado el 06 de julio de 2020. https://www.medigraphic.com/pdfs/rma/cma-2017/cma171f.pdf

17. Haroutounian, S. (2018). Postoperative opioides, endocrin changes, and immunosuppression. Pain Reports. Recuperado el 06 de julio de 2020. http://dx.doi.org/10.1097/PR9.0000000000000640

18. Van der Wal, S. Van der Heuvel, S. Radema, S. Van Berkum, B. Vaneker, M. Steegers, M. Scheffer, G. Vissers, K. (2015). The in vitro mechanisms and in vivi efficacy of intravenous lidocaine on the neuroinflammatory response in acute and chronic pain. European Journal of Pain. 20(5). p. 655-674. https://doi.org/10.1002/ejp.794

19. Hall, J. (2016). Guyton y Hall: Tratado de Fisiología Médica. Elsevier. 13 ed. Madrid-España. ISBN 9788491130246

20. Carballosa, U. Aguilar, G. Pacheco, C. Figueroa, L. (2018). Efficacy of producctive analgesia with Nonsteroidal Anti-inflamatory Drugs in third molar surgery. International Journal of Odontostomatology. 12(2). P.131-136. http://dx.doi.org/10.4067/S0718-381X2018000200131

21. Bueno, G. Jimenez, V. Córdova, I. Lazarini J. Galindo, J. (2018). Tapentadol, un nuevo horizonte en el tratamiento de la neuropatía diabética periférica dolorosa. Acta Médica Grupo Ángles. 16(1). P. 41-46. Recuperado el 07 de agosto de 2020, de https://www.medigraphic.com/pdfs/actmed/am-2018/am181g.pdf

22. Martínez, T. (s.f.). Estudio del fármaco CMP Forte y del nucleótido UTP en células de Schwann. Universitat Internacional de Cataluña. Recuperado el 07 de agosto de 2020, de https://www.tesisenred.net/bitstream/handle/10803/77766/Tesi_Tania_Martia%C3%B1ez_Canales.pdf?sequence=1&isAllowed=y

23. Fabbiani, S. Garafoni, F. Catencaccio, V. Speranza, N. (2018). Eficacia y seguridad de los AINES tópicos. Revista Uruguaya de Medicina Interna. 4(3). P. 8-16. http://dx.doi.org/10.26445/04.03.1.